DINAMICA

Dr. Eduard Estivill y Sylvia de Béjar

¡Necesito dormir!

PLAZA & JANES

Diseño de la colección: Josep M.ª Mir
Diseño de la portada: Jordi Labanda

Cuarta edición: junio, 1998

Printed in Spain – Impreso en España

ISBN: 84-01-52044-4
Depósito legal: B. 27.975 - 1998

Fotocomposición: Lorman

Impreso en Limpergraf
Del Río, 17. Ripollet (Barcelona)

L 5 2 0 4 4 4

ÍNDICE

I. ¿Cómo duerme usted?
(Primero, evalúe su propio problema) 9
II. Un problema pasajero
(Causas del insomnio ocasional o transitorio) 15
III. ¡No puedo más!
(Causas del insomnio crónico) 25
IV. Soltar lastre
(Sobre cómo vivir más tranquilo) 43
V. Cuestiones básicas
(Pautas para dormir mejor) 67
VI. Trastornos de ritmo horario
(El jet lag y otros problemas circadianos) 89
VII. El peso de los años
(Cómo es el sueño de los mayores) 101
VIII. El sueño, ese desconocido 109
IX. Preguntas y respuestas 113

ADVERTENCIA FINAL 123
SOBRE EL DOCTOR EDUARD ESTIVILL 125

I

¿CÓMO DUERME USTED?

(Primero, evalúe su propio problema)

> Los hombres y mujeres del siglo XX dormimos un 20 por ciento menos que nuestros congéneres del siglo pasado.[1]

Puede que no le sirva de consuelo, pero, por si acaso, sepa que no está solo: un tercio de la población mundial padece de insomnio. Sólo en nuestro país, los cálculos más optimistas estiman que alrededor de doce millones de españoles —sí, ha leído bien, doce millones— sufren algún tipo de trastorno relacionado con el sueño.[2]

1. Datos de la National Commission on Sleep Disorder Research de Estados Unidos.

2. Sólo la Seguridad Social receta más de seis millones de envases de hiptónicos al año.

Pero no desespere. También ha de saber y esto —creemos— le entusiasmará, una verdad aún menos divulgada:

EL INSOMNIO, EN LA MAYORÍA DE LOS CASOS,
TIENE SOLUCIÓN

Lo terrible, pues, no es padecer este mal; la verdadera tragedia es no recibir el tratamiento adecuado para combatirlo. De hecho, solamente el 10 por ciento de los insomnes crónicos lo obtiene. Los demás se reparten entre los que intentan subsistir —con escaso éxito— a base de remedios caseros (5 por ciento) y aquellos que, aunque cueste creerlo, no reciben ayuda, ni hacen nada al respecto (85 por ciento).

**FRECUENCIA DE INSOMNIO
EN LA POBLACIÓN MUNDIAL**

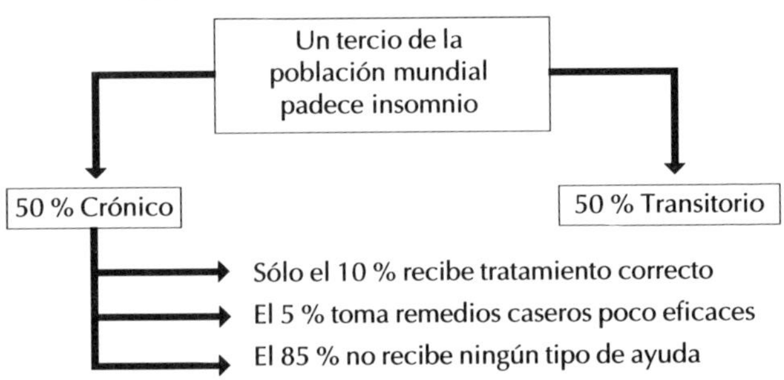

Si está usted leyendo este libro suponemos que, por desgracia, pertenece a ese ejército de insomnes abandonados a su suerte, pero dispuestos a hacer algo para dejar sus filas. Lo primero que le vamos a pedir es que realice una sencilla evaluación personal sobre cómo duerme usted. No se la salte, porque no existe un único tipo de insomnio —se han clasificado más de ochenta trastornos de sueño distintos— y es absolutamente indispensable que descubra qué tipo de alteración padece para poder solucionar su problema... a eso dedicaremos este capítulo.

Le bastarán unos minutos para responder a las siguientes preguntas:

1. ¿ Cuántas horas duerme?
   a.- Menos de 6 horas
   b.- De 6 a 7 horas
   c.- De 7 a 8 horas o más[3]

2. ¿Cómo se siente durante el día?
   a.- Cansado y se irrita con facilidad
   b.- Le cuesta levantarse, pero al cabo de unas horas está bien
   c.- Descansado

3. Dormir más de nueve horas diarias también puede ser señal de que la persona sufre alguna patología, como, por ejemplo, narcolepsia o apnea del sueño. La narcolepsia consiste en la aparición diurna de episodios irresistibles de sueño de corta duración, que suelen ir acompañados de caídas, por la súbita pérdida de tono muscular. Ocasionalmente, se observa parálisis (imposibilidad de mover el cuerpo, hablar o incluso respirar cuando se inicia o termina el sueño) y alucinaciones visuales, sensitivas y auditivas. El síndrome de apnea obstructiva del sueño consiste en la presencia de numerosos ronquidos intensos seguidos de parada respiratoria mientras el afectado duerme, lo que provoca un mal dormir y somnolencia diurna. En ambos casos, es recomendable consultar con el especialista en trastornos del sueño. A veces, quienes padecen una depresión también pueden dormir más de la cuenta, pero lo habitual es que concilien el sueño rápidamente y se despierten muy pronto, lo que explica que durante el día padezcan somnolencia.

3. Generalmente, ¿cuánto tarda en dormirse desde el momento en que cierra los ojos?
   a.- Más de 30 minutos
   b.- De 10 a 30 minutos
   c.- Menos de 10 minutos

4. ¿Cuántas veces se despierta?
   a.- Más de 3 veces
   b.- Unas 2 o 3 veces
   c.- Una o ninguna vez

5. Se despierta pronto y no puede volver a dormirse o lo hace de forma superficial (lo oye todo y cualquier ruido lo despierta).
   a.- Frecuentemente
   b.- Ocasionalmente
   c.- Casi nunca

6. Le cuesta mucho dormirse, aunque cuando lo logra puede dormir entre seis y siete horas o más.
   a.- Más de tres veces por semana
   b.- Ocasionalmente
   c.- Casi nunca

Para realizar su autodiagnóstico, anote la cantidad de respuestas *a*, *b* y *c* que ha elegido.

Insomnio crónico. Si ha contestado dos o más *a*, usted se enfrenta a un serio problema; lo mismo se puede decir si tiene tres o más respuestas *b* con una o ninguna *a*. Está claro que ha de actuar.

Insomnio ocasional o transitorio. Si no ha señalado ninguna *a* y sólo ha elegido una o dos respuestas *b* pertenece a este grupo y aunque de momento su trastorno del sueño no tenga repercusiones para su salud, podría llegar a convertirse en un problema importante si no hace nada por remediarlo. Es recomendable que actúe.

Sueño normal. Si predominan las respuestas de tipo *c* no ha de preocuparse, porque su sueño es bueno o aceptable. Si entra dentro de esta categoría, salvo que quiera ampliar sus conocimientos, le bastará con leer el apartado dedicado a las llamadas medidas higiénicas del sueño que encontrará en el capítulo 5, «Cuestiones básicas», para que su buen hábito perdure.

Tanto si padece insomnio ocasional o transitorio como si sufre insomnio crónico, deberá seguir leyendo. Pero antes es fundamental que entienda que

EL INSOMNIO NO ES UNA ENFERMEDAD,
SINO UN SÍNTOMA

Un síntoma que advierte que a usted le sucede algo. Ese *algo* es, en definitiva, lo que está provocando su problema de sueño y para poder atajarlo con el tratamiento adecuado hay que afinar aún más en el diagnóstico.

Y eso es lo que pretendemos que haga ahora. La autoevaluación le ha servido para encuadrarse en uno de los dos grandes grupos en que se dividen normalmente los problemas de insomnio. Si ha descubierto que su trastorno es de tipo ocasional o transitorio, por favor, lea el siguiente capítulo, «Un problema pasajero». Si padece insomnio crónico, pase directamente al capítulo 3, «¡No puedo más!».

II

UN PROBLEMA PASAJERO

(Causas del insomnio ocasional o transitorio)

Tal como indica su nombre, se trata de una alteración *pasajera,* causada por motivos diversos: por ejemplo, estar viviendo una situación emocionalmente estresante, no dormir en la propia cama o un problema que conocen muy bien los ejecutivos que al viajar cambian bruscamente de zona horaria, el temido *jet lag.* A lo sumo *dura siete días y no suele dejar secuelas ni convertirse en un trastorno crónico si se adoptan una serie de medidas.*

Lo que sí es cierto es que no dormir una noche repercute negativamente en el estado físico y psíquico del insomne al día siguiente: normalmente en forma de *cansancio, irritabilidad, pérdida de concentración, picor de ojos...* sin embargo, nunca en forma de sue-

INSOMNIO TRANSITORIO

Características

Duración máxima de 7 días
Ausencia de antecedentes previos de trastornos del sueño
Repercute en el estado físico y psíquico del insomne
Más frecuente en las mujeres
La frecuencia aumenta con la edad
Causas: alteraciones emocionales, causas ambientales...
Tratamiento: medidas higiénicas del sueño, técnicas de relajación, sedantes naturales, recursos farmacológicos.

ño. La razón hay que buscarla en el propio estrés que provoca el haber dormido mal y que mantiene al afectado en un estado *hiperalerta.* En definitiva, durante el día, el insomne no se duerme, pero tampoco logra concentrarse por culpa del cansancio y la tensión.

Como ya hemos apuntado, las causas que desencadenan el insomnio ocasional son numerosas. Las más importantes son:[1]

Sufrir una fuerte tensión emocional (estrés agudo), por ejemplo la pérdida de un ser querido, expectativas de mejoras laborales, estar en trámites de divorcio, ingresar en un hospital, tener un hijo, mudarse de casa, estar a punto de casarse... Las alteraciones emocionales, sean negativas o positivas, pueden mermar nuestro sueño: en algunos casos, evitando o difi-

1. Salvo casos muy concretos, el tratamiento a seguir para acabar con el problema se explica al final del capítulo.

cultando que lo iniciemos, en otros, despertándonos a las pocas horas de haberlo conciliado y desvelándonos.[2]

Este tipo de insomnio suele desaparecer espontáneamente cuando cesa la causa que lo ha desencadenado o cuando la persona insomne se acostumbra a su nueva situación, es decir, se adapta a su nuevo hogar o trabajo, a la vida en pareja, a vivir solo...

Sin embargo, ¡cuidado!, muchas personas interiorizan y somatizan estos acontecimientos estresantes más allá de la duración real, por lo que, una vez superada la situación que originó inicialmente el problema de sueño, siguen teniendo miedo de no quedarse dormidos y acaban padeciendo lo que se conoce como insomnio psicofisiológico o aprendido. Se trata del más común de los trastornos de sueño crónicos (ver página 27) y suele afectar a personas excesivamente perfeccionistas cuyas estrategias para eliminar la tensión acumulada a lo largo del día son muy pobres.

Trastornos del ciclo vigilia-sueño. Son aquéllos en los que, por causa voluntaria o ajena, por enfermedad u otra alteración, una persona no sigue un patrón

2. Las alteraciones emocionales no afectan de igual forma a todo el mundo: quienes disponen de menos mecanismos de defensa frente a situaciones estresantes son más propensos a padecer insomnio. En el capítulo 4, «Soltar lastre», explicamos técnicas para afrontar las situaciones de estrés tanto si éstas son predecibles, como un encuentro familiar que se espera tenso o una entrevista de trabajo, como si no lo son, por ejemplo, un accidente de tráfico.

regular del ciclo vigilia-sueño de 24 horas. Los más típicos son:

- El síndrome de cambio de huso horario, más conocido como *jet lag*. Suele afectar a las personas que viajan cambiando de zona horaria con demasiada rapidez. Esto trastoca su ciclo vigilia-sueño y les dificulta iniciar y/o mantener el sueño. Además, suelen padecer somnolencia excesiva, un descenso en su capacidad de mantenerse alertas y síntomas somáticos generalmente relacionados con la función digestiva: diarreas, estreñimiento, espasmos intestinales...
- También suelen tener problemas para dormir o excesiva somnolencia diurna las personas que trabajan de noche, hacen guardias o varían el turno —ahora diurno, ahora nocturno— cada cierto período de tiempo.

Si se ve reflejado en alguno de estos casos, por favor lea el capítulo 6, donde nos ocupamos de estos y otros fenómenos relacionados con los trastornos del ritmo horario, y, después, el capítulo 5 sobre «Cuestiones básicas», donde se explica una serie de pautas para dormir mejor.

Alteraciones por causa ambiental. La mayoría de las personas tenemos dificultades para iniciar el sueño y/o dormir bien cuando lo hacemos en condiciones distintas a las acostumbradas, es decir, cuando nos sacan de nuestra *cama* y de nuestro *dormitorio*: pongamos por caso, una estancia en un hotel, un ingreso hospitalario o un viaje en avión.[3]

La *luz,* el *ruido,* el *calor* y el *frío* también pueden dificultar el inicio del sueño y/o provocar despertares nocturnos. Por ejemplo, hay quienes no soportan la luz del amanecer y cuando ésta se cuela en la habitación se despiertan mucho antes de lo que suele ser habitual en ellos —más o menos una hora— y no pueden volver a conciliar el sueño.

También es lógico que cuando hace un calor excesivo (más de 35 °C) cueste más dormirse y que el frío intenso ocasione un sueño más superficial con un mayor número de despertares, sobre todo cuando el termómetro marca menos de 15 °C.

En cuanto a los ruidos, nuestro cerebro selecciona entre los que han de despertarnos y los que no. En el primer grupo se encuentran aquellos que no le son familiares o le advierten de un *peligro.* Los restantes no le hacen reaccionar porque son, por decirlo de alguna forma, los habituales de cada noche y está acostumbrado a ellos. Diversos estudios han comprobado que, por ejemplo, la madre de un recién nacido oye la menor queja o sonido que emite el pequeño —«le pasa algo»— y, sin embargo, no oye un trueno.

De ahí que los sonidos *nuevos* sean capaces de provocarnos insomnio. Por ejemplo, al abrir las ventanas en verano desde nuestro dormitorio se oyen algunos ruidos que antes no percibíamos —el paso del camión de la basura, gente charlando en la calle, etc.—

3. Cuanto más incorporada duerme una persona más superficial es su sueño y mayor el número de despertares nocturnos que lo fraccionan.

y que pueden provocarnos insomnio transitorio hasta que nos acostumbramos a su *presencia.*

Una advertencia más sobre el ruido: cuando es fuerte, pero siempre de igual intensidad se tolera mejor que cuando la intensidad aumenta y disminuye. De ahí que los ronquidos, que suelen ser intermitentes, se lo pongan muy difícil a quienes duermen junto a la persona que los emite.

Por último, hay que destacar que dormir en pareja, aun sin ronquidos, tiene ciertos inconvenientes. Los movimientos del cónyuge, si son persistentes e intensos, modifican su sueño (y viceversa). De hecho, usted nota cualquier cosa que haga su pareja: darse la vuelta, sacudir las piernas, gritar, hablar en sueños, toser, levantarse para ir al lavabo o a la cocina, etc. Se ha demostrado que respondemos a cada uno de estos estímulos con un pequeño despertar que rompe nuestro sueño y hace que pasemos de una fase más profunda a otra más superficial.[4] Aunque no seamos conscientes de ello, lo acontecido durante la noche puede provocar que a la mañana siguiente tengamos la sensación de no haber descansado correctamente.

Insomnio por altitud. Quienes practican deportes de montaña suelen quejarse de dormir mal, problema que normalmente va acompañado de jaquecas, pérdida de apetito y fatiga. La culpa la tiene la altitud: es normal acusar su efecto por encima de los cuatro mil

4. En el capítulo 8, «El sueño, ese desconocido», nos ocuparemos de los secretos de esta actividad tan poco conocida como absolutamente necesaria para el ser humano.

metros, pero hay quien sufre las consecuencias a partir de los dos mil m. Recientemente se han publicado estudios sobre el sueño de un grupo de alpinistas que escaló el Everest: se demostró que a medida que ascendían, su sueño se fraccionaba, durmiendo durante períodos más cortos.

Problemas alimentarios. Las alergias alimentarias son poco frecuentes y suelen afectar a niños que no toleran algunas proteínas (por ejemplo, la leche de vaca). En los adultos, lo más común es que los problemas de insomnio causados por la alimentación tengan que ver con una mala digestión.

Consumo de cafeína, alcohol, nicotina y otros agentes tóxicos. El consumo de sustancias que afectan al sistema nervioso central puede reducir la somnolencia e incluso suprimir el sueño. Todos sabemos que tomar demasiado café, té, cacao o bebidas con cafeína puede provocar una noche de insomnio. Sin embargo, no todos saben que la ingestión de alcohol y el exceso de tabaco y drogas, como heroína, cocaína, LSD, anfetaminas, crack, éxtasis, etc., también afecta al sueño.

Consumo de ciertos medicamentos. Algunos fármacos pueden ser la causa o agravar su problema de sueño. Así por ejemplo, los corticoides, las teofilinas, los preparados tiroideos y los agentes anticancerígenos pueden dar lugar a insomnio; los antihipertensivos y algunos antidepresivos pueden provocar somnolencia; y los diuréticos pueden fraccionar el sueño al crear una mayor necesidad de micción durante la noche. Si se encuentra en alguno de estos casos debe consultar con su médico para que éste tome medidas que contrarresten sus efectos sobre el sueño.

Dolor, fiebre o prurito. El dolor que causa una fractura de pierna, la fiebre que conlleva una gripe o el picor o escozor provocado por una alergia, por citar algunos ejemplos, pueden ser la causa de que una persona tenga problemas para conciliar el sueño, se despierte muchas veces por la noche o duerma de forma superficial. En estos casos, se recomienda que el médico —no usted— recete algún fármaco que alivie el síntoma —dolor, fiebre, picor— y, si es necesario, un hipnótico puntual durante dos o tres días, hasta que las molestias hayan disminuido y pueda usted dormir mejor.

En definitiva, el insomnio transitorio es de lo más común y su frecuencia aumenta claramente con la edad. Se calcula que entre el 90 y el 100 por ciento de la población adulta ha experimentado un episodio de este tipo, siendo las mujeres quienes más lo padecen.

No podemos finalizar este apartado sin referirnos a lo que se conoce como INSOMNIO DE CORTA DURACIÓN.

En realidad, se trata de un insomnio transitorio más duradero. Se prolonga entre una y tres semanas y, al igual que ocurre con el insomnio ocasional, tiene efectos negativos durante el día: los afectados se sienten cansados, se irritan con facilidad, tienen dificulta-

INSOMNIO DE CORTA DURACIÓN

Características

Duración entre una y tres semanas

Da repercusión diurna (cansancio, irritabilidad)

Puede conducirnos a un insomnio crónico

Causas: situación prolongada de estrés (duelo familiar, estancia en un hospital)

Tratamiento: corrección de los hábitos del sueño, técnicas de relajación, sedantes naturales, recursos farmacológicos

des para concentrarse o mantenerse atentos... La causa suele ser una situación de estrés más persistente. Por ejemplo, una estancia hospitalaria demasiado prolongada o la pérdida no asumida de un ser querido. ¡Atención!, *si no se trata adecuadamente puede llegar a convertirse en insomnio crónico.*

¿PERTENECE USTED A ESTE GRUPO?

Si se identifica con alguno de los apartados aquí explicados lea el capítulo 5, «Cuestiones básicas», donde le contamos todo lo que necesita saber para superar su problema de insomnio. Como adelanto, sepa que deberá adoptar las llamadas *medidas higiénicas del sueño* y, si lo desea, poner en práctica una serie de *técnicas de relajación* que le ayudarán a dormirse.

Por si esto no fuera suficiente, en dicho capítulo también le informamos sobre el uso de *sedantes naturales* —la valeriana no necesita prescripción médica— y de *hipnóticos,* que, eso sí, deberá recetarle un especialista en trastornos del sueño.

No se asuste ante esta terminología, todo es más sencillo de lo que su nombre apunta, y no se deje influenciar por la mala prensa que, en general, tienen los fármacos inductores del sueño. Algunos son tan inocuos como efectivos.

Si, además, cree que su problema tiene mucho que ver con que usted sea una persona estresada, nerviosa, ansiosa... le recomendamos la lectura del capítulo 4, «Soltar lastre», cuyo objetivo es ayudarle a vivir de una forma más relajada. No dude que si sigue los consejos que le damos, lo logrará y, gracias a ello, también dormirá mejor.

III

¡NO PUEDO MÁS!

(Causas del insomnio crónico)

Si usted padece insomnio crónico es probable que haya dormido menos de cinco horas diarias, durante veinte o más días en los dos últimos meses... eso como mínimo, porque lo normal es que el panorama sea aún peor. Lo cierto es que el insomnio crónico es una alteración realmente grave y sus repercusiones físicas y psíquicas, como es de suponer, son nefastas. Si no dormir o hacerlo mal una sola noche tiene consecuencias negativas —irritabilidad, cansancio, falta de concentración, malestar...— ¿qué se puede esperar si la situación se alarga en el tiempo?[1]

1. Para colmo, el afectado suele tener la sensación de que su problema no se va a arreglar nunca porque, aunque sea de naturaleza optimista, en lo que se refiere a su insomnio no suele serlo.

INSOMNIO CRÓNICO

Características

Definición: Duerme menos de 5 horas diarias, durante veinte o más días en un mes, un mínimo de dos meses consecutivos.

Ocasiona graves alteraciones diurnas.

Es habitualmente un síntoma de otra enfermedad subyacente.

Es esencial averiguar las causas para realizar un tratamiento correcto.

Como ya hemos explicado en el primer capítulo, normalmente la dificultad para iniciar o mantener el sueño es sólo un síntoma de otra alteración o enfermedad más importante. De ahí que sea *esencial averiguar el verdadero origen del problema.* Los especialistas en trastornos de sueño dividen las causas en varios grupos:

Psicológicas y/o psiquiátricas: estrés, ansiedad en mayor o menor grado, trastornos depresivos de todo tipo...

Médicas: dolor, fiebre, prurito, afecciones reumáticas, endocrinas, neurológicas, respiratorias, cardíacas, motoras...

Circadianas (trastornos horarios): *jet lag,* alteraciones por culpa de los turnos laborales, necesidad de dormir más temprano o más tarde de lo que se considera socialmente aceptable, ausencia del ciclo vigilia-sueño...

Tóxicas y/o farmacológicas: exceso en la ingesta de café, colas y otras xantinas, consumo de tabaco, alcohol, cocaína, alucinógenos y otras drogas, uso de medicamentos que interfieren en el sueño...

A continuación, las examinamos detalladamente para ayudarle a encuadrar el origen de su insomnio en alguno de los grupos y poder decidir así qué medidas tomar para acabar con él.

CAUSAS PSICOLÓGICAS Y/O PSIQUIÁTRICAS

Históricamente, psicólogos y psiquiatras han ocupado un lugar destacado en el estudio del sueño, porque saben que uno de los síntomas más importantes que presentan muchos de sus pacientes es el mal dormir: básicamente, insomnio, aunque a veces sueño excesivo.

Insomnio psicofisiológico. *Más del 70 por ciento de los casos de insomnio crónico tienen causas psicofisiológicas,* es decir, son el resultado del explosivo cóctel formado por la tensión con la que una persona vive el momento de acostarse y unos hábitos de sueño erróneos.

Esta alteración afecta por igual a ejecutivos que a amas de casa, quienes *se quejan de tener grandes dificultades para quedarse dormidos y, a veces, frecuentes despertares nocturnos.* El problema suele tener su origen en un trastorno médico o en un episodio de estrés agudo —conflictos laborales, conyugales, de autoestima...— que, a pesar de haber sido superado, ha dejado como secuela un grave trastorno de sueño.

¿Le resulta familiar esta situación? Para asegurar aún más el diagnóstico, compruebe si se siente identificado con la siguiente descripción:

- *Se pone muy nervioso en el momento de acostarse porque piensa que no va a poder dormir.* Una vez en cama empieza a dar vueltas y vueltas sin conseguir relajarse y, aún menos, conciliar el sueño. Quienes padecen este tipo de insomnio relacionan la cama con una situación desagradable y suelen detestarla por culpa de las horas pasadas «en blanco».
- *Se preocupa en exceso por su insomnio y cuanto más se esfuerza en dormir bien, más le cuesta conseguirlo.* Le es más fácil conciliar el sueño cuando no espera hacerlo ni piensa en ello; por ejemplo, cuando está leyendo, viendo la televisión, incluso conduciendo. Sin embargo, si nota que se está quedando dormido mientras ve una película y apaga el televisor, es fácil que vuelva a desvelarse, porque entonces sí «espera» conciliarlo.
- *Siente malestar general* —rigidez muscular, dolores erráticos, cabeza «espesa»...— y está tenso durante el día siguiente, aunque normalmente no padezca somnolencia diurna.
- *Si toma hipnóticos, le son de poca utilidad.* De hecho, el consumo de fármacos inductores del sueño suele ser habitual, compulsivo y poco efectivo.

¿Qué se puede hacer en estos casos? El tratamiento suele combinar las llamadas medidas higiénicas del sueño con técnicas de relajación. Además, si es necesario, se utilizan sedantes naturales o, en casos más resistentes, ansiolíticos y/o hipnóticos. Si se está preguntando qué quiere decir todo esto, no se angustie, lo detallamos en el capítulo 5, «Cuestiones básicas».

Si, además, usted es consciente de que vive bajo una tensión constante, le recomendamos la lectura del siguiente capítulo «Soltar lastre» donde destacamos la importancia de vivir de una forma más relajada y explicamos una serie de sencillísimos consejos que, de ser seguidos, mejorarán su calidad de vida y, en consecuencia, su sueño.

Trastornos depresivos. En este grupo se incluyen todas las depresiones, independientemente de su gravedad. Uno de los síntomas más claros de estos estados de decaimiento, tristeza y melancolía es el insomnio. En realidad, se trata de lo que se conoce como despertar precoz: los deprimidos concilian el sueño con cierta facilidad por el mismo hecho de estar deprimidos, pero tienen tendencia a despertarse pronto, es decir, duermen un máximo de dos a cuatro horas y se desvelan. Suelen explicar que aunque no tienen necesidad de tomar medicamentos para dormirse, lo hacen pensando que así no se despertarán tan temprano, pero la medida —normalmente «autorrecetada»— no les sirve de nada. Es muy importante saber que muchos deprimidos creen que están decaídos porque duermen mal, cuando es justo lo contrario: duermen mal porque están decaídos. Esta distinción es fundamental para solventar el problema. ¿Qué se puede hacer en estos casos? Aunque le recomendamos la lectura del capítulo titulado «Cuestiones básicas», deberá acudir al psiquiatra o al psicólogo, porque las medidas higiénicas del sueño y los fármacos para dormir no bastan para curar esta clase de alteraciones, ya que necesitan de una intervención más específica orientada a tratar la depresión.

Trastornos de ansiedad. En este grupo hay que incluir los trastornos fóbicos, de ansiedad generalizada, obsesivo-compulsivos, estrés postraumático y crisis de pánico. Quienes los padecen suelen tener dificultad para dormirse, pero cuando lo logran duermen ininterrumpidamente durante bastantes horas.

Las crisis de pánico merecen mención aparte. Quienes las padecen se despiertan de golpe, muy agitados, bañados en sudor, con taquicardia y sobre todo con una terrible sensación de que les está pasando algo muy grave y pueden morir. Lo normal es que llamen a una ambulancia o se presenten en urgencias y, tras ser visitados por un médico, éste confirme que su problema es de carácter psicológico. Esto, como es lógico, no evita que luego les cueste dormirse por miedo a que les vuelva a suceder lo mismo.

¿Qué puede hacer usted si sufre un trastorno de ansiedad? Sin dudarlo ni por un instante, debe acudir al psicólogo o al psiquiatra para que trate específicamente su problema. Si lo desea puede leer el capítulo 4, «Soltar lastre», sobre cómo vivir más tranquilo.

Trastornos esquizofrénicos. En estos casos se suele observar un largo período de vigilia con escasas horas de sueño. Los enfermos son muy activos y parece que no necesiten dormir (suelen hacerlo de 2 a 4 horas en las fases agudas de su enfermedad). De hecho, existe dificultad en distinguir si el enfermo padece insomnio o está hiperalerta, es decir, demasiado excitado para dejar que el sueño aparezca. El tratamiento en estos casos debe prescribirlo el psiquiatra, ya que es el único profesional capacitado para administrar los medicamentos necesarios para tratar esta clase de problemas.

Causas médicas

Cualquier afección que implique *dolor, fiebre y/o prurito,* puede dificultar que el enfermo concilie el sueño y/o provocar que se despierte muchas veces a lo largo de la noche. Por poner un ejemplo, quienes padecen artrosis en estado avanzado suelen despertarse varias veces por culpa de las molestias, de ahí que aunque hayan dormido, tengan la sensación de no haber descansado.[2]

En general, las enfermedades pueden alterar la homeostasis del cuerpo, es decir, *el equilibrio que existe entre las distintas funciones corporales.* Es lógico, pues, que muchas de ellas también alteren el sueño. Hay que destacar las siguientes:

2. Hay que tener en cuenta que, en general, es más importante dormir de forma continuada que hacerlo durante muchas horas pero con interrupciones. Es decir, una persona que duerma sólo cinco horas, pero lo haga de un tirón, tendrá la sensación de haber descansado más que otra que se haya despertado varias veces, aunque en total sume siete horas de sueño.

Afecciones reumáticas. La más característica es la *fibromiositis* o *fibromialgia.* Se calcula que afecta a unos ochocientos mil españoles. Generalmente, mujeres de mediana edad, quienes dicen sentirse cansadas, padecer dolores en diversas partes del cuerpo —nuca, hombros, rodillas, muñecas, riñones...— sobre todo por la mañana, tener dificultad para conciliar el sueño y despertarse muy pronto, generalmente de madrugada.[3] En estos casos, el tratamiento deberá ser guiado por un médico, que normalmente recomendará, como parte de las medidas a adoptar, el uso de algún antidepresivo de eficacia comprobada en estos casos.

Enfermedades cardíacas. La causa más típica de insomnio es la *angina nocturna.* Se caracteriza por un dolor u opresión en el pecho que aparece durante el sueño e irradia a hombro, cuello y resto del tórax, despertando a quien lo sufre. No es extraño que quien la haya padecido tema dormir por miedo a lo que le pudiera pasar.

Cáncer. Las *neoplasias* pueden alterar el sueño, ya sea por el tipo de medicamento que se utiliza para combatirlas —hay fármacos que provocan insomnio (ver página 41)—, por la misma ansiedad que pueda generar el saberse enfermo o por culpa del dolor o la fiebre que puede generar la enfermedad.

Trastornos endocrinos y metabólicos. Dentro de este apartado la causa más frecuente de insomnio es

3. Otros síntomas pueden ser: hormigueos, sobre todo en las manos, dolor menstrual y urgencia urinaria, vértigos, dolor de cabeza...

el hipertiroidismo. La alteración del funcionamiento de la glándula tiroides provoca una hiperactividad de todos los sistemas del cuerpo, que hace que los afectados estén más alertas, más nerviosos y, sobre todo, duerman poco. Otros síntomas, además del insomnio y la hiperactividad, son la ansiedad, la irritabilidad, la pérdida de peso, diarreas y sensación de debilidad.

Enfermedades infecciosas. Las que suelen causar insomnio son las crónicas, precisamente por los síntomas que se explicaban antes: dolor, fiebre y/o prurito. Entre éstas se encuentra el *paludismo,* infección transmitida por la mosca tse-tse, que inocula el protozoo responsable de la enfermedad del sueño. De noche se padece insomnio y de día hipersomnia, es decir, exceso de sueño. La situación se va deteriorando progresivamente y de no tratarse provoca la muerte. No se alarme antes de tiempo: la mosca tse-tse no existe en España, por lo que sólo se exponen a su peligro quienes viajan a ciertos países tropicales sin haber tomado la medicación pertinente.

Trastornos neurológicos. Dentro de este grupo existen numerosas enfermedades que provocan problemas a la hora de dormir. Algunas por alterar directamente los centros neurológicos relacionados con el sueño; otras, como consecuencia de los síntomas que producen, ya que interfieren en su normal desarrollo.

Los *accidentes vasculares cerebrales* suelen producir alteraciones del ritmo vigilia-sueño, agitación nocturna e hipersomnia diurna. La enfermedad de *Parkinson,* por ejemplo, hace difícil conciliar el sueño y provoca numerosos despertares nocturnos que, a su vez, generan un lógico sopor diurno. Los afectados por la alteración conocida con el nombre de *Corea de Huntington* notan un progresivo empeoramiento de la calidad del sueño con dificultad para iniciarlo y mantenerlo.

Por su parte, quienes sufren de *Alzheimer* tampoco escapan de un progresivo deterioro de su ciclo vigilia-sueño, que hace que padezcan períodos de insomnio y agitación nocturnos que luego contrarrestan echando varias «cabezaditas» durante el día.

Algunas formas de *epilepsia* también alteran el sueño. Hay que advertir que existen personas que no saben que tienen pequeños ataques epilépticos mientras duermen que, por descontado, rompen su descanso —aunque no lo recuerden— y explican que al día siguiente tengan la sensación de no haber dormido bien, además de sopor diurno. Estos casos suelen descubrirse cuando el afectado se somete a una *polisomnografía,* una prueba que consiste en la observación y exploración de su sueño mediante el registro nocturno de una serie de variables biológicas (movimientos oculares, ritmo cardíaco, respiración, actividad motora...). Esta clase de estudios se realiza en clínicas o unidades especializadas en trastornos del sueño, donde el paciente deberá pasar una o varias noches.

También se han descrito casos de insomnio en *cefaleas* —el dolor de cabeza puede aparecer durante el sueño o puede presentarse a su término—, *traumatismos craneales, hemibalismo, síndrome de Gilles de la Tourette, síndrome de Shy Drager, insomnio familiar fatal, disautonomía familiar* y *encefalopatía bismútica.*

Problemas urológicos. Entre éstos, destaca el *aumento de la necesidad de micción.* Es muy típico que las personas que duermen mal tomen infusiones, que luego deberán ser eliminadas. Esto hace que su necesidad de orinar les despierte y por tanto su descanso se vea interrumpido. Este problema también es común entre los adultos de más edad ya que su capacidad de retener orina es menor y han de levantarse más a menudo para eliminarla.

Enfermedades respiratorias. La mayoría de los asmáticos padecen ataques mientras duermen. Esto provoca despertares con fatiga respiratoria, disnea (dificultad para respirar), tos, sudoración y taquicardia. Si a esto se añade que suelen utilizar medicamentos, las teofilinas, que empeoran su problema de sueño, es fácil entender que éste sea de mala calidad.

Por su parte, la Insuficiencia Respiratoria Obstructiva Crónica causa un insomnio grave con importantes dificultades para iniciar el sueño, despertares nocturnos con disnea y tos, cefalea al despertar y cansancio, por culpa de las dificultades para respirar causadas por alteraciones del tejido pulmonar.

Trastornos digestivos. Cabe mencionar el *reflujo gastroesofágico.* Éste se produce cuando los ácidos del estómago se cuelan en el esófago, causando una sensación de ardor intenso, que puede llegar a ser muy doloroso y provocar un despertar brusco. Suele producirse al inicio del sueño y puede impedir que el afectado logre volverlo a conciliar. Se manifiesta sobre todo después de una cena copiosa o fuerte, y las personas obesas o embarazadas tienen una mayor predisposición a sufrirlo.

Trastornos motores. Hay que destacar las *mioclonias nocturnas* y el *síndrome de piernas inquietas.* La primera alteración consiste en una serie de bruscas sacudidas de las extremidades, que duran de uno a cinco segundos y aparecen cada veinte/cuarenta segundos mientras el afectado duerme. Esto le suele provocar un despertar parcial, que le impide descansar bien. ¡Ojo!, quienes padecen este trastorno no son conscientes de ello, pero explican que se despiertan a menudo y que durante el día suelen estar cansados.

Para diagnosticarlo hace falta acudir a un especialista en trastornos del sueño y realizar una *polisomnografía* (en la página 34 se explica en qué consiste esta prueba). Es mucho más frecuente a medida que avanza la edad y su gravedad aumenta con trastornos metabólicos, tales como *insuficiencia renal* o *diabetes,* y lesiones neurológicas, como el *Parkinson.* Tampoco es infrecuente observar movimientos de las piernas asociados con episodios de *apnea.*[4]

El *síndrome de piernas inquietas* se caracteriza por una desagradable sensación en las extremidades, generalmente antes del inicio del sueño, que provoca una irresistible necesidad de moverlas y dificulta que quien lo sufre se duerma. Normalmente se observa en distintos miembros de una misma familia y se puede manifestar también de día.

4. Apnea significa «ausencia de respiración». El síndrome de apnea del sueño es una alteración que consiste en dejar de respirar varias veces durante el sueño. Para que se considere patológico el afectado debe dejar de respirar un mínimo de diez segundos con una frecuencia de al menos cinco veces por cada hora de sueño.

¿Qué puede hacer si se ha identificado en alguno de estos casos?

Si usted se reconoce en alguno de estos cuadros o sospecha que su insomnio puede tener origen en una afección de tipo orgánico, debe acudir a un médico —especialista en dicha enfermedad o un experto en trastornos de sueño—, ya que son los únicos profesionales capacitados para tomar las medidas pertinentes.

Hay que subrayar que no existen normas generales, porque los tratamientos son muy distintos en cada uno de los casos. No obstante, lo lógico es que se administren hipnóticos en aquellas ocasiones en que las medidas adoptadas para combatir la enfermedad o el síntoma —dolor, fiebre o picor— no sean capaces de mejorar el sueño o tarden varios días en hacer su efecto. Le recomendamos la lectura del capítulo 5, donde describimos una serie de pautas que ayudan a dormir mejor.

CAUSAS CIRCADIANAS O TRASTORNOS DEL RITMO HORARIO

En este grupo se incluyen aquellas situaciones en las que la persona no sigue un patrón regular de ciclo vigilia-sueño de 24 horas. Aunque ya nos hemos referido a algunos de estos trastornos en el apartado dedicado al insomnio transitorio, los incluimos también aquí porque de persistir en el tiempo se convierten en alteraciones crónicas. Son los siguientes:

Síndrome de cambio de huso horario o *jet lag*. Afecta a quienes viajan cambiando de zona horaria con demasiada rapidez, lo que perjudica su ciclo vigilia-sueño, dificultando el inicio y/o el mantenimiento de éste. Además, suelen padecer excesiva somnolencia diurna, un descenso en su capacidad de mantener la atención y síntomas somáticos como diarrea, estreñimiento, espasmos musculares... Los viajes constantes pueden acabar provocando insomnio crónico.

Alteraciones por horario laboral. Los turnos de trabajo nocturno, las guardias y los frecuentes cambios de turno laboral suelen tener graves consecuencias: lo más característico es la incapacidad para mantener la duración total del sueño, pero además es habitual la somnolencia excesiva en función de los cambios de turno laboral.

Patrón irregular del ciclo vigilia-sueño. Aunque la persona duerma a diario un total de horas aceptable, es decir entre siete y ocho, lo hace de una forma totalmente anárquica. Por ejemplo, en tres o cuatro bloques de varias horas a lo largo del día.

Síndrome de fase retrasada del sueño. Quienes padecen esta alteración —generalmente jóvenes— se van a dormir más tarde de lo que marcan los convencionalismos sociales —dos o tres de la madrugada—, porque la necesidad fisiológica del sueño no aparece hasta esa hora. Por esa misma razón, se despiertan más tarde de lo habitualmente aceptado. Si se les obliga a levantarse antes de «su hora», suelen tener somnolencia, principalmente durante la mañana.

Síndrome de fase avanzada del sueño. Suele afectar a ancianos y quienes lo padecen necesitan irse a dormir muy temprano, pero se despiertan de madrugada y no pueden volver a conciliar el sueño.

Ausencia del ciclo vigilia-sueño. Se trata de una alteración crónica en la que los periodos de vigilia y sueño no tienen ninguna regularidad. Es poco frecuente, pero los más afectados suelen ser invidentes, ya que al no ver la luz del sol, su «reloj» interno tiene dificultades para adaptarse al ritmo día-noche.

¿Se ha reconocido en alguno de estos casos?

Si su problema de insomnio se encuadra dentro de este grupo, lea usted el capítulo 6, en el que nos ocupamos de los trastornos del ritmo horario y el tratamiento a seguir en cada caso, y, después, el capítulo 5, «Cuestiones básicas», donde hablamos de las medidas de higiene del sueño, formas de relajarse antes de dormir y qué clase de hipnóticos pueden usarse si es necesario.

CAUSAS TÓXICAS Y/O FARMACOLÓGICAS

Hoy en día se sabe que existen numerosas sustancias que causan insomnio. Son las llamadas Sustancias Activadoras del Sistema Nervioso Central. Como advierte su nombre, lo estimulan provocando que estemos en un estado de alerta que dificulta el sueño. Se dividen en tres grandes grupos:

Xantinas. *Té, café, cacao* —de ahí, el «peligro» del chocolate—, *colas* de diversas marcas e incluso el *ginseng.*

Drogas. El consumo de *anfetaminas, marihuana, cocaína, heroína, alucinógenos,* etc. causa graves alteraciones del sueño. El insomnio por heroína se observa sobre todo durante el síndrome de abstinencia, mientras que en las restantes sustancias el sueño se inhibe durante su consumo.

En este grupo también se incluye la *nicotina* y el *alcohol.* La nicotina no sólo puede dificultar el inicio del sueño en los grandes fumadores —a partir de los diez-quince cigarrillos—, también puede provocarles despertares nocturnos a causa del síndrome de abstinencia (su cuerpo reclama su dosis de droga).

En cuanto al *alcoholismo,* se trata de una patología muy grave y, por desgracia, en España más extendida de lo que se cree. Mucha gente no es consciente de que la costumbre de tomar pequeñas cantidades diarias de alcohol puede provocar dependencia. Se trata de un alcoholismo «disimulado», porque erróneamente sólo se asocia el alcoholismo con la persona que llega borracha a casa.

Son muy evidentes las alteraciones que causa el alcoholismo en el sueño porque su ingesta provoca un estado de sopor que puede inducir a conciliarlo —los alcohólicos se duermen con facilidad—, pero suprimir las fases profundas del sueño.[5] Esto significa que el alcohólico duerme de una forma muy superficial, se despierta con facilidad al cabo de tres o cuatro horas, y se desvela, lo que le impide descansar.

Medicamentos. Algunas de las medicinas prescritas para el tratamiento de ciertas enfermedades afectan al sueño. Es el caso de algunos diuréticos, que al provocar un aumento de la micción obligan a despertarse a menudo, determinados inflamatorios como los corticoides, las teofilinas que se utilizan para curar enfermedades de tipo respiratorio, los preparados tiroideos que sustituyen la carencia de ciertas hormonas, algunos tratamientos anticancerígenos y ciertos antidepresivos que por su propia naturaleza excitan a quien los toma y pueden dificultar el inicio del sueño o provocar múltiples despertares o despertar precoz.

¿Qué puede hacer si su insomnio tiene causas tóxicas y/o farmacológicas?

Aun a sabiendas de que no suele servir de mucho, le recomendamos que prescinda de las xantinas, del alcohol y del tabaco (ver páginas 70 y 71). Eso sí, no lo haga súbitamente, porque sufriría el llamado síndrome de abstinencia, una de cuyas características es el insomnio: no sólo no arreglaría su problema de mal dormir, sino que podría agravarlo. Lo indicado es reducir paulatinamente su consumo. Evidentemente, también ha de renunciar a las drogas, sólo que en este

5. De las fases del sueño nos ocupamos en el capítulo 8.

caso, al igual que si es usted alcohólico, necesitará la ayuda de un profesional para llevar a cabo el proceso de desintoxicación.

Poco podemos hacer cuando la causa del insomnio se halla en el uso de medicamentos que sirven para curar otras enfermedades. Está claro que si una persona necesita tomar ciertos fármacos anticancerígenos, no puede renunciar a ellos. Lo único que se puede intentar es combatir el insomnio con algún hipnótico que, lógicamente, deberá recetar el médico, *nunca uno mismo.*

En cualquier caso, por favor, lea el capítulo 5, «Cuestiones básicas», y si lo desea el 4, «Soltar lastre», que da una serie de sugerencias para vivir de una forma más relajada.

IV

SOLTAR LASTRE

(Sobre cómo vivir más tranquilo)

Ahora ya conoce los motivos por los que duerme tan mal y, salvo que le hayamos recomendado visitar a un especialista o remitido a otro capítulo de este libro, es probable que su insomnio tenga mucho que ver con un problema de ansiedad.[1]

LA ACUMULACIÓN DE ANSIEDAD
DURANTE EL DÍA
ES LA PRIMERA Y MÁS IMPORTANTE
CAUSA DE INSOMNIO

1. El término ansiedad se utiliza aquí con el significado dado por la Real Academia Española: «estado de agitación, inquietud o zozobra del ánimo».

Cuando nos quedamos dormidos no pulsamos el botón de «stop». Al contrario, en nuestro interior se desarrolla una intensa actividad: cambios hormonales, metabólicos, bioquímicos, de temperatura... El sueño no es un estado pasivo; mientras dormimos se producen una serie de funciones corporales y actividades mentales de enorme trascendencia para nuestro equilibrio físico y psíquico durante la vigilia. Dicho de otro modo, nuestra noche «prepara» nuestra vigilia, de ahí que pasarla en blanco, o casi en blanco, lleve asociado un mal día.

Lo que puede que no sepa —lo cierto es que casi todo el mundo parece ignorarlo— es que la influencia es mutua:

NUESTRA VIGILIA «PREPARA»
NUESTRA NOCHE

A lo largo del día, nuestro cerebro «fabrica» nuestro sueño. Es decir, a medida que avanza la jornada el cerebro va preparándose para afrontar la noche en las mejores condiciones posibles... o, al menos, eso les ocurre a quienes no padecen trastornos de sueño.

PARA DORMIR
ES IMPORTANTE SABER AFRONTAR EL DÍA
CON LA MAYOR TRANQUILIDAD POSIBLE,
NO LLEVARSE LOS PROBLEMAS A LA CAMA
—O SABER APARTARLOS DE LA MENTE—
Y, SOBRE TODO, ESTAR RELAJADOS

Lo que, evidentemente, no sucede en su caso: porque consciente o inconscientemente, por su forma de ser y/o el ritmo de vida que lleva, a medida que avanza la jornada, su cuerpo y su mente se van tensando, impidiendo que el cerebro se «prepare» correctamente. De tal forma que, al meterse en cama,

LA ANSIEDAD LE DIFICULTA O IMPIDE
CONCILIAR EL SUEÑO

SITUACIONES QUE PROVOCAN ANSIEDAD

El ritmo trepidante de la vida actual genera mucha ansiedad. Entre los factores externos que la provocan, se pueden distinguir los siguientes:

- Ambientales. Las personas que durante su trabajo están sometidas a un alto nivel de estímulos sonoros o a temperaturas extremas presentan con mayor frecuencia síntomas de estrés.
- Sociales. La inserción en el mundo laboral o el simple hecho de vivir en sociedad producen, a menudo, un cierto grado de angustia. Un encuentro con un cliente (puede que hasta poco agradable), tener que tratar una cuestión delicada, negociar un contrato, soportar la agresividad de un conductor, hablar en público, presentarse a un examen, enterarse de un hecho luctuoso como un incendio, una catástrofe aérea o una guerra, son ejemplos de situaciones que aumentan la ansiedad. La información excesiva o mal utilizada también puede resultar estresante.
- Mala organización. La necesidad de trabajar bajo presión para conseguir unos rendimientos, hacerlo contrarreloj, no tener una lista de prioridades claras en los objetivos de vida y trabajo, no saber delegar, etc.

- Salud. Tener problemas de salud, cuidar enfermos crónicos, ir al hospital para someterse a pruebas diagnósticas...

Hay otros factores que agravan la ansiedad:

- El alto consumo de alcohol. Popularmente se cree que tomar una copa relaja, pero no es cierto: en realidad, aumenta la sensación de inquietud o irritabilidad.
- La cafeína, por su efecto estimulante.
- La existencia de un desequilibrio emocional previo puede ser la causa de que al presentarse una situación difícil se responda con una ansiedad desmesurada.

La pesadilla no acaba ahí, porque el efecto dominó es inevitable:

Si usted durmió mal anoche, hoy estará algo inquieto y la tensión que irá acumulando —*«no logro concentrarme», «estoy cansado»...*—, dificultará aún más su sueño.

Haber descansado mal, hará que mañana esté aún más nervioso, lo que provocará que su ansiedad vaya en aumento —*«cada vez estoy peor», «¿qué voy a hacer?»...*— y vuelva a dormir fatal.

Sin duda, el cansancio se dejará notar al día siguiente y a medida que avance la jornada, irá tensándose más —*«me va a dar algo», «no lo aguantaré»...*—, de manera que al llegar la noche temerá el momento de meterse en cama.

Y así un día tras otro, y otro y otro... hasta convertirse en un CÍRCULO VICIOSO, que, de prolongarse algún tiempo, acaba empujando al insomne a un estado de DECAIMIENTO Y DEPRESIÓN, del que le es muy difícil salir. *¿Cómo romperlo?*

Por favor, lea las siguientes afirmaciones y ponga una cruz en aquellas en las que se vea reflejado.

< > Sensación generalizada de cansancio.
< > Pérdida de concentración.
< > Hiperactividad y sobreexcitación.
< > Falta de motivación.
< > Autoexigencia.
< > Altibajos emocionales.
< > Irritabilidad.
< > Falta crónica de tiempo libre.
< > Desconfianza.
< > Pesimismo.
< > Tendencia al aburrimiento.
< > Disminución del interés por las relaciones sexuales.
<X> Trastornos del sueño y preocupación continua por el hecho de no dormir.
< > Necesidad de hipnóticos para conciliar el sueño.
< > Tendencia a sufrir enfermedades psicosomáticas (úlcera de estómago, cefaleas...).
< > Sensación de inseguridad o miedo.
< > Dificultad para desconectar y relajarse.
< > Siempre piensa y/o se preocupa por lo que va a ocurrir (se prepara para situaciones que cree que se pueden producir).
< > Palpitaciones.
< > Mareo.
< > Temblor.

< > Molestias en la región estomacal.
< > Ganar o perder peso
< > Sudoración.
< > Frecuentes dolores de cabeza.
< > Presión sanguínea alta.
< > Dolores musculares y de articulaciones.
< > Ojeras y bolsas en los ojos.
< > Arrugas prematuras.
< > Alergias.
< > Alopecia (pérdida del cabello).
< > Crisis de pánico (sensación de que se va a ahogar, temblores, palpitaciones, sudores, opresión en el tórax, mareos... miedo a la muerte).
< > Agorafobia (miedo o ansiedad cuando ha de salir a la calle y/o estar con gente).
< > Ansiedad generalizada (está constantemente preocupado por cuestiones relacionadas con la familia, el trabajo, su salud... o incluso por temas menores, como la puntualidad o no olvidarse de una cita).

Es probable que, además del apartado «trastornos del sueño», usted haya señalado algunos o muchos más. Y no hace falta ser médico o psicólogo para darse cuenta de que presentar cualquiera de esos síntomas no tiene nada de envidiable. Al contrario, todos apuntan a que la persona que los padece puede tener una bomba de relojería en sus manos.[2]

2. Si, desgraciadamente, ha señalado alguno de los últimos tres apartados, su problema de ansiedad es grave y debería recibir tratamiento psiquiátrico y/o psicológico sin demora.

Centenares de investigaciones científicas nos advierten de la relación causa-efecto existente entre las tensiones emocionales y el inicio de una enfermedad y de lo beneficioso que resulta controlarlas para lograr el éxito en cualquier proceso de recuperación. En concreto, en los últimos años se ha demostrado que vivir bajo una tensión constante disminuye las defensas y genera un mayor riesgo de padecer dolencias del corazón, úlceras de estómago, dolores de cabeza, artritis, enfermedades víricas, asma, etc.

LA ANSIEDAD EN ESPAÑA

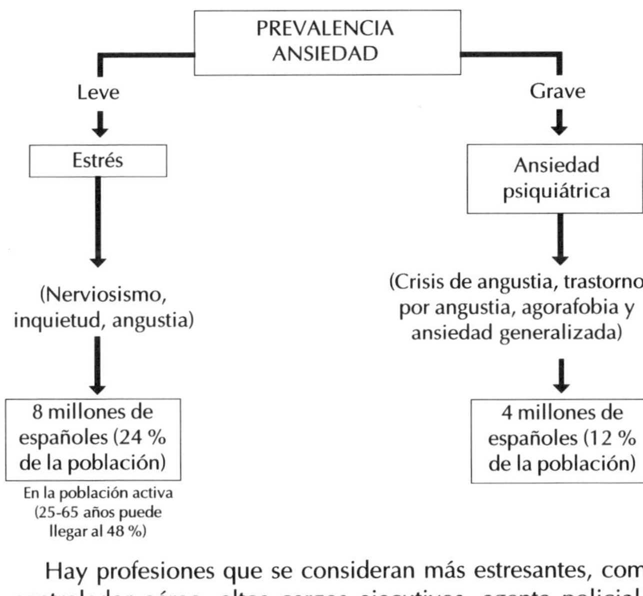

Hay profesiones que se consideran más estresantes, como controlador aéreo, altos cargos ejecutivos, agente policial... pero se ha comprobado que tareas aparentemente más tranquilas, como las que realizan las amas de casa, también provocan situaciones de angustia y abatimiento.

Imagine una bola de nieve que a medida que cae rodando hacia usted va aumentando de tamaño:

¿NO HARÍA ALGO PARA EVITAR QUE LE APLASTASE?

Al principio del libro decíamos que el insomnio es un síntoma y que para superarlo hay que tratar la causa que lo provoca. Si está leyendo este capítulo es porque ha deducido —o sospecha— que su mal dormir tiene mucho que ver con su forma de afrontar la vida y, por lo tanto, éste es el problema a tratar. Para que pueda volver a dormir es indispensable aplacar su ansiedad. Y para lograrlo, sólo existe un camino:

HA DE RECUPERAR LAS RIENDAS DE SU VIDA
—¿o, acaso, cree que esto es vivir?—

No, no se asuste, no le vamos a pedir, por ejemplo, que deje su trabajo, se recluya en un monasterio y se dedique a la meditación... eso es asunto suyo y, de hecho, no hace falta.[3] Simplemente,

SE TRATA DE ENFOCAR LAS COSAS DE OTRA MANERA
y eso es muy fácil de aprender

(Una advertencia, antes de continuar. Quienes padecen de trastornos de sueño suelen preguntar: «¿Qué puedo hacer para dormir bien?», con el anhe-

3. Aunque, iojo!, entre los profesionales estadounidenses empieza a extenderse una tendencia que se conoce como *downshifting,* es decir, la renuncia al éxito y al dinero y la vuelta a la simplicidad y los pequeños placeres.

lo, confesado o no, de que alguien les revele una fórmula cuasi-mágica que, sin esfuerzo alguno y aplicada justo antes de meterse en cama, les permita conciliar el sueño en un cerrar de ojos y dormir de un tirón ocho horas seguidas. ¿O no?

Desgraciadamente, este tipo de soluciones no existe. Para volver a dormir hay que poner en práctica una serie de medidas, no necesariamente difíciles de cumplir, pero que implican ciertos cambios por su parte. Este comentario se debe a que las personas muy ansiosas suelen ser en extremo exigentes y cuando tienen un problema quieren soluciones para anteayer, es decir, RESULTADOS INMEDIATOS, lo que, tratándose del insomnio, es imposible. Si es de los que piensa así, no pierda más el tiempo, cierre ahora mismo este libro y olvídese, *¡jamás dormirá bien!*)

Aclarado este punto, podemos seguir. Ya sabe que la vigilia afecta el sueño. De ahí que para enderezar las noches sea imprescindible arreglar primero los días. También le hemos explicado que todos estamos sometidos a una serie de factores externos que pueden causarnos estrés: presiones laborales, responsabilidades, conflictos familiares, problemas de salud, excesivo calor... Sin embargo,

¿QUÉ ES LO QUE PROVOCA QUE UNA PERSONA ATRAPADA EN UN ATASCO SE LO TOME CON CALMA Y OTRA PIERDA LOS NERVIOS?

La situación es la misma, pero no su forma de afrontarla: *la primera no pierde el control, la segunda se deja desbordar por lo que le está ocurriendo.*

Y aunque el ejemplo pueda parecer algo simplista, la conclusión sería la misma si la pregunta hubiera sido: ¿qué es lo que provoca que ante un conflicto laboral-enfermedad-crisis de pareja una persona se lo tome con calma y otra pierda el temple?

¿Qué intentamos decirle con esto? Bien sencillo: que el estrés no sólo lo provocan los estímulos fuertes o aversivos que tenemos que afrontar a diario, sino que tiene mucho que ver con nuestra forma de afrontar/manejar lo que nos está ocurriendo.[4]

Y no, no vale decir que la culpa la tiene la sociedad en la que estamos inmersos, que nos obliga a llevar este tipo de vida tan estresante. Aunque en parte sea verdad, eso es algo contra lo que poco podemos hacer y para vivir equilibradamente *es básico saber diferenciar entre lo que podemos y lo que no podemos cambiar y/o controlar. Esto implica saber por dónde «atacar» si podemos hacer algo, en este caso, por nosotros mismos.*

¿Y qué puede hacer usted? *Algo increíblemente sencillo, pero que parece haber olvidado:*

—ESCUCHARSE A SÍ MISMO

—OLVIDAR LAS PRISAS

—VER LAS COSAS CON PERSPECTIVA

4. El mismo acontecimiento que es capaz de hundir a una persona puede no tener el más mínimo efecto en otra. Esto depende de muchos factores: su forma de ser, el momento en que sucede —por ejemplo, si está cansado o no—, sus recursos intelectuales, su capacidad de adaptación a las circunstancias, etc.

Se lo explicamos ahora mismo y, repetimos, no se asuste, *no es difícil ni pretendemos que renuncie a su vida actual,* sólo queremos ayudarle a mejorar su forma de vivirla.

Puede que se pregunte qué tiene que ver todo esto con dormir bien, aunque a estas alturas debería haberlo comprendido; o puede que haya probado muchos remedios sin éxito e incluso se haya arrastrado de consulta en consulta sin lograr solucionar su problema y ya no confíe en nada ni en nadie; y/o que esté convencido de que su única posibilidad sea que le receten un hipnótico —de hecho, es probable que ya los consuma y le sirvan de poco—... pero permítanos recordarle que

EL MOVIMIENTO SE DEMUESTRA ANDANDO

O sea que primero daremos un paso y después el siguiente. Para solucionar un problema —cualquiera que sea—, hay que empezar por algún lugar y éste es el MEJOR punto de partida para acabar *de verdad* con su insomnio. *Los milagros,* al menos en este caso, *no existen,* o sea que, olvídese de sus prejuicios, lea usted las sugerencias que le damos en las páginas siguientes e intente ponerlas en práctica. *No hace falta que las cumpla a rajatabla desde el primer día;* es más,

¡NO LO HAGA!

Vaya a su ritmo: *dése tiempo, el que haga falta. Lo importante es que dé un paso, por pequeño que sea,* porque eso significará que ha tomado una decisión, la decisión de recuperar las riendas de su vida y, en consecuencia, RECUPERAR SU SUEÑO.[5]

ESCUCHARSE A SÍ MISMO, para saber lo que realmente necesita y desea

No puede pretender solucionar su problema si no es capaz de cuidar de sí mismo y saber lo que más le conviene. Quienes padecen excesiva ansiedad suelen ser personas que, en el fondo, se han olvidado de sí mismas, porque, de una manera inconsciente han permitido que la vida, las circunstancias, los problemas o como-quiera-llamársele sean más fuertes que ellas, hasta el punto de impedirles saber lo que realmente quieren o les conviene.

¿Y qué hacer en estos casos? Para empezar no estaría de más una pequeña reflexión. No podemos hacer los deberes por usted, pero, por poner un ejemplo, *¿se ha preguntado alguna vez qué es lo que le gusta de su vida, qué eliminaría o cambiaría, si hay algo de lo que realmente disfruta, si tiene tiempo para ello...?*

No pasee la vista sin más por estas líneas. Aun a riesgo de deprimirse un poco, *plantéese en serio estas*

5. Al final del capítulo, hablaremos de lo que puede hacer si su grado de ansiedad es tal que estas propuestas por sí solas no le resultan suficientes. ¡Ojo! Eso no significa que pueda saltarse estas páginas. ¡Ni se le ocurra! Todo va unido y ha de poner en práctica lo que aquí le decimos. Asimismo, deberá leer el capítulo 5, donde encontrará las recomendaciones directamente relacionadas con el sueño, que también deberá tener en cuenta.

cuestiones, si no difícilmente tomará conciencia de sí mismo y de sus necesidades. Si aún así le da miedo o pereza hacerlo, sepa que, normalmente, quienes lo piensan se dan cuenta de que están bastante satisfechos de la vida que llevan y que *sólo hay una o dos cosas que desearían cambiar*.[6]

Hecha esta reflexión, permítanos darle cuatro consejos que pueden serle de gran utilidad. Léalos y no se agobie, *basta con que elija uno* y lo ponga en práctica. Puede que le parezca imposible que algo tan sencillo sea capaz de cambiar su vida, pero inténtelo, inténtelo de verdad durante un mes: los beneficios que irá obteniendo harán que desee seguir por este camino y vaya probando con las demás sugerencias.

—Dedíquese tiempo a sí mismo. Lo ideal serían treinta minutos diarios, en los que puede hacer algo que realmente le guste: leer, escuchar música, asistir a tertulias, aprender cosas nuevas, jugar con sus hijos, cuidar de las plantas, asistir a cursos de cocina, ordenador o pintura, en fin, lo que más le apetezca. Eso sí, *¡ha de ser algo que no tenga que ver con su profesión!* Atención: *si no dispone de esa media hora diaria, resérvesela una vez por semana.* Seguro que luego irá encontrando más huecos para usted. El objetivo es

6. Hay personas que no saben vivir sin tener problemas o sentirse infelices o padecer insomnio... Es decir, están «enganchadas» a esas desgracias —como si se tratara de drogas—, porque han aprendido a vivir de esta manera y tienen miedo a lo nuevo o a lo desconocido. No, no se eche las manos a la cabeza en un gesto de incredulidad. La situación sería comparable a la de un pájaro que lleva años enjaulado y le abren las puertas. Puede que decida no salir, porque no sabe lo que le espera. ¿Y usted? ¿Desea escapar? ¿Desea realmente mejorar su vida?

premiarse con algo, de forma que no todo sean obligaciones y deberes. Jamás ha de olvidar que ¡usted también es importante!

—*Aprenda a «frenar» su ritmo mediante pequeñas interrupciones* varias veces al día. Le permitirán desconectar, pensar en otras cosas y/o respirar profundamente (puede que desee poner en práctica alguna de las técnicas de relajación que le enseñamos más adelante). Se trata de otorgarse dos o tres «descansos», los que crea necesarios —pero no menos—, de unos cinco minutos de duración, en los que ha de olvidarse por completo de lo que estaba haciendo. Esto le ayudará a desintoxicarse un poco y tomar conciencia de su existencia, lo que es de suma importancia, sobre todo si desarrolla un trabajo muy estresante.

—*El orden es un buen aliado* de quienes desean tener un cierto control sobre su vida, y a su vez, sirve para dominar la ansiedad. Pruebe a levantarse cada día a la misma hora y, en la medida de lo posible, realizar las mismas rutinas: higiene personal, desayuno, asistencia al trabajo, comida a una hora determinada... Sin embargo, si pretender *cumplir* «el plan» rigurosamente le va a poner aún más nervioso, *no sea tajante.* Ha de encontrar el punto medio entre el orden y una flexibilidad que le permita vivir más relajado, que es lo que en definitiva está intentando lograr.

—*Realice algún tipo de ejercicio* dos o tres veces por semana. La importancia del ejercicio radica en que ayuda a desconectar, porque su cerebro está ocupado en lo que está haciendo y no puede pensar ni en el trabajo, ni en los niños, ni en la cena, ni... Lo importante es que escoja algo que le guste a usted. ¿Qué deporte practicaba antes? ¿Cuál le atrae más? ¿Qué le gustaría aprender o qué le divertiría?

Recuerde: *no puede pretender solucionar su problema si no es capaz de cuidar de sí mismo y saber lo que más le conviene.*

OLVIDAR LAS PRISAS, sea usted, y no las circunstancias, quien marque su propio ritmo

Otro de nuestros principales objetivos consiste en aminorar la marcha, es decir, acabar con esa sensación de «ir de urgencia» tan propia de los estresados y que no lleva a ninguna parte... ¡salvo a ponerse más nerviosos! La única «marcha» que ha de llevar es la que se imponga usted mismo, es decir, vaya usted tan deprisa como crea necesario —siempre que se sienta cómodo a ese ritmo—, no deje que la «urgencia» le venga impuesta por la situación o las circunstancias.

¿Qué puede hacer? Además de lo anterior —que bien se merece una reflexión—, permítanos dos sugerencias. Recuerde: no pretenda abarcarlo todo, adopte primero una —la que más le atraiga—, sin agobiarse, y si le convence pruebe con la otra estrategia.

—Como es probable que uno de sus grandes problemas sea la organización y administración de su tiempo, puede serle de gran utilidad realizar el siguiente ejercicio:

a: Apunte en una hoja todo lo que hace durante el día.

b: Haga una segunda lista que incluya sus objetivos y prioridades —de todo tipo, no sólo laborales—, teniendo en cuenta todo lo que ha aprendido hasta ahora sobre la importancia de valorarse uno mismo y olvidar las prisas. ¿Qué es realmente importante? ¿De qué puede prescindir? ¿Qué es lo que le apetece, le interesa, le gusta a usted?

c: Compare ambas listas y piense cómo puede ir ajustando lo que hace con lo que realmente desea hacer.

Importante: repita este ejercicio cada cierto tiempo para actualizarlo.

—Antes de salir del trabajo, anote en su agenda lo que ha de hacer el día siguiente. Una vez elaborado el «orden del día», ciérrela y dé por terminada su jornada laboral. ¡Mañana será otro día! Puede que, al principio, le cueste desconectar, pero si no tira la toalla a la primera, lo logrará. (Si quiere puede ayudarse con las técnicas de relajación que le enseñamos en este mismo capítulo y en el siguiente.)

Por último, le resultará práctico «frenar» mediante pequeñas interrupciones diarias: recuperará fuerzas, lo que le dará nuevo ímpetu. (Como verá, volvemos siempre al mismo punto: ya sabe que lo principal es no perder de vista las propias necesidades.)

VER LAS COSAS CON PERSPECTIVA para impedir que los acontecimientos le superen

Todo lo dicho hasta ahora mejorará sustancialmente su calidad de vida, aunque no evitará que tenga que enfrentarse con situaciones tensas. Sin embargo, también puede hacer algo para prevenirlas o afrontarlas en mejores condiciones.

Muchos de los acontecimientos estresantes son predecibles porque son repeticiones de hechos ocurridos anteriormente. Si aprende a reconocerlos, podrá tomar medidas efectivas para evitar o reducir sus efectos. ¿Cómo?

—Identificando las situaciones que le estresan. Especificando cuándo, dónde y con quién ocurren, y qué es lo que las convierte en estresantes.

—Planeando qué medidas puede adoptar para reducir —anular, si es posible— el impacto que causan sobre usted.

Veamos dos ejemplos de sendas situaciones de estrés predecible, con sus posibles soluciones:

A: Imaginemos que conducir el coche cada mañana hacia el trabajo le pone a usted muy nervioso, lo que provoca que empiece el día con muy mal pie. Primero ha de preguntarse por qué se altera: «Sufro porque llego tarde, no puedo ir todo lo rápido que quisiera, no puedo dejar de repetirme que es una pérdida de tiempo, me irritan los otros conductores...» Hecho esto ha de plantearse estrategias para disminuir su impacto. ¿Qué puede hacer?

Antes: Prepárese para estar en buena forma, es decir, lo más relajado posible. Desayune correctamente —nada de un café y gracias, aliméntese bien—, salga con tiempo, piense en formas de distraerse durante el atasco...

Durante: Si se pone nervioso debe recordarse a sí mismo que enfadarse no le hará llegar antes y provocará que esté de mal humor toda la mañana. No caiga en pensamientos obsesivos del tipo: «Otra vez igual, ya estamos como siempre, esto no hay quien lo aguante, me va a dar algo...» No sirven de nada. Cuando vea que está metiéndose en esa rueda, rómpala utilizando una técnica de relajación —las describimos en breve— o pensando en algo que le traiga buenos recuerdos o le anime el espíritu... Al principio le costará, pero si insiste logrará hacerlo. Puede que le ayude escuchar su música favorita, aprender inglés con casetes, oír las noticias por la radio o incluso escuchar una buena novela (ya existen audiolibros en el mercado). Si el parón es total, no dude en hacer un crucigrama o sacar su revista o libro favorito y leerlo. Lo importante es ayudarse a mantener la calma. Y no se preocupe, ya habrá un «estresado» que le pitará e insultará cuando tenga que volver a ponerse en marcha.

Después: Dedicar cinco minutos a relajarse antes de empezar a trabajar.

B: Si exponer un proyecto le crea bastante tensión porque «es vital que lo aprueben, me juego el cargo, cuesta hablar en público, no sé si les convencerá, llevo muy mal las críticas, mi jefe va a por mí...» ¿Qué puede hacer?

Antes: Imagínese a sí mismo explicando el proyecto. Es importante que no lo haga una sola vez, sino tantas como necesite para sentirse cómodo. Esta técnica de visualización —que se ha comprobado da muy buenos resultados— le permite practicar y familiarizarse con la situación, de forma que cuando llegue el momento esté más relajado. No olvide incluir las objeciones y su reacción calmada y decidida ante ellas. También puede ensayar con un familiar o amigo, y/o delante de un espejo.

Durante: Si ha hecho los deberes, se sentirá bastante más tranquilo de lo que esperaba —además, se puede apoyar en las técnicas de relajación—, escuche las objeciones sin sobresaltarse y responda decididamente, pero con calma. No hay nada más convincente.[7]

Después: Si está muy tenso, haga algún ejercicio de relajación y ¡prémiese!

7. Numerosos libros enseñan a hablar en público. En ellos encontrará infinidad de trucos para sobrellevar la situación. Lo importante es estar preparado y no dejarse apabullar por ella.

Hay otras ocasiones en las que no podemos predecir una situación de estrés, lo que no significa que debamos dejar que nos domine. Algunos ejemplos: verse implicado en un accidente de circulación, perder la cartera, ser atracado, recibir una mala noticia... ¿Qué puede hacer en estas situaciones?[8]

—En primer lugar, recuerde que no sirve de nada perder el control: dejarse llevar supone añadir una sobrecarga a la situación ya de por sí estresante que está atravesando. Esta reflexión es buena hacérsela y asumirla ahora —de antemano— de forma que cuando se produzca la tensión inesperada, usted sea capaz de reaccionar con calma, es decir, capaz de decirse a sí mismo que no se debe dejar desbordar por lo que está ocurriendo.

—Si está tan tenso que no puede reaccionar de forma controlada, puede probar a no hacer ni decir nada durante unos segundos. Esta pausa le ayudará a autocontrolarse y a tomar posteriormente una actitud correcta.

—Cada uno de nosotros tiene una serie de señales propias que le indican cuando está fuera de sí: ardor de mejillas, alzar la voz, taquicardia, hormigueo en el estómago... Cuando esto ocurre es importante que sepamos que ha llegado el momento de «frenar» y «bajar el ritmo». Dos ejemplos de cómo hacerlo:

8. La mayoría de estos ejercicios se pueden utilizar en situaciones de estrés tales como la del atasco descrita anteriormente.

—Utilizando una técnica de detención de pensamiento. Consiste en darse una orden verbal, tipo «basta», «calma» o «stop», que uno haya pactado consigo mismo de antemano. Además, se puede apoyar imaginando la palabra mentalmente: «B-A-S-T-A», «C-A-L-M-A», «S-T-O-P».

—Haciendo un ejercicio de relajación como el siguiente: independientemente de si está de pie, sentado o tumbado, tense sus piernas todo lo que pueda durante cinco segundos, luego déjelas ir y tome conciencia de la diferencia que existe entre estar tenso y estar relajado. ¿A que es agradable? Después haga lo mismo con sus brazos, espalda, nalgas... hasta haberlo hecho con todas las partes de su cuerpo. Le bastarán unos minutos y se sentirá mucho mejor.[9]

—También puede «contraatacar» un síntoma de estrés con una conducta o actitud totalmente contraria. Por ejemplo: concentrarse en hablar bajo cuando se dé cuenta de que está gritando o concentrarse en respirar profunda y lentamente si tiende a pasearse de un lado a otro con mucha rapidez.

—Y en caso de disponer de tiempo, ponga por escrito lo que le preocupa y cómo se siente. Nada mejor para desdramatizar una situación.

9. Existen infinidad de técnicas para relajarse y todas, independientemente de si padecemos o no insomnio, deberíamos conocerlas y utilizarlas. Si desea saber más sobre el tema, le recomendamos el libro *Métodos infalibles de relajación*, de Paul Wilson (Plaza & Janés), que incluye más de cien técnicas a las que podrá recurrir en situaciones críticas.

¿Y SI TODO ESTO NO ES SUFICIENTE PARA APLACAR LA ANSIEDAD?

Si tras poner en práctica —tomándoselo muy en serio— todo lo que se le ha recomendado en estas páginas —más los consejos que le daremos en el capítulo siguiente— no logra sentirse más relajado y conciliar mejor el sueño, tal vez le convenga probar valeriana, un sedante natural. ¡Ojo! ha de hacerlo SIN DEJAR DE PONER EN PRÁCTICA TODO LO QUE SE HA EXPLICADO AQUÍ. De nada le serviría por sí sola.

Aunque se vende en farmacias, la valeriana no necesita de prescripción médica y tomada de forma escalonada durante el día —lea la receta y consulte con su farmacéutico—, le ayudará a mantener la tranquilidad necesaria para afrontar las situaciones de estrés de forma correcta. Así evitará ir acumulando ansiedad que, ya sabe, es la causa que impide que duerma bien por las noches. En todo caso, se trata de un remedio temporal y habrá de ir reduciendo su consumo a medida que vea que mejora su nivel de autocontrol y aminora su ansiedad.

Por desgracia, puede que en su estado todo lo dicho hasta ahora no sea suficiente. Entonces, necesitará la ayuda de un ansiolítico (ver página 84), que, también tomado durante el día, le ayude a estar más relajado y evitar esa acumulación de ansiedad que luego le impide dormir. EN NINGÚN CASO DEBE AUTOMEDICARSE. Para tomarlos es imprescindible consultar con el médico de cabecera o el especialista en trastornos del sueño, que son los únicos profesionales indicados para decirle qué ansiolítico ha de tomar y en qué dosis. Recuerde que se tratará de una ayuda temporal y que el especialista irá suprimiendo las tomas a medida que usted logre un mayor control sobre su estado de ánimo.

V

CUESTIONES BÁSICAS

(Pautas para dormir mejor)

El insomnio no se soluciona de la noche a la mañana. Se trata de un fenómeno complejo que necesita tiempo y un proceso para remitir. Puede ser cuestión de días, semanas o tal vez más... pero, no lo olvide, en la mayoría de los casos tiene arreglo.

Ya sabe que el tratamiento a seguir depende del origen del problema: no se procede de la misma forma ante un insomnio psicofisiológico que ante el causado por una afección reumática o por la ingesta excesiva de nicotina.

Sin embargo, independientemente de cuál sea su causa, los especialistas en alteraciones del sueño consideramos imprescindible adoptar las llamadas *medidas higiénicas del sueño* y aconseja la práctica de una serie de *técnicas de relajación* que ayudan a conciliarlo.

Además, dependiendo del tipo y duración del insomnio, solemos recomendar el uso de *sedantes naturales* o *recursos farmacológicos —ansiolíticos* y/o *hipnóticos—*. De hecho, el insomnio transitorio siempre puede ser tratado con hipnóticos, mientras que el tratamiento para acabar con el crónico siempre tendrá como primera finalidad erradicar la causa que lo produce: sea estrés, alcoholismo, dolor, problemas respiratorios, ausencia del ciclo vigilia-sueño, etc.

De todo ello vamos a hablar en este capítulo.

MEDIDAS HIGIÉNICAS DEL SUEÑO

Como ya le hemos indicado, sea cual sea la causa de su insomnio, deberá poner en práctica las llamadas medidas higiénicas del sueño. En realidad, cualquier persona debería adoptarlas para evitar posibles alteraciones. ¿En qué consisten? Conviene tener en cuenta los siguientes consejos.[1]

—Es fundamental que *mantega unos horarios regulares,* tanto a la hora de acostarse como de levantarse, incluso en días festivos, para que su cuerpo se acostumbre a un ritmo adecuado de vigilia-sueño. Esto puede resultar más difícil para quienes gusten de salir por las noches y levantarse tarde, pero al menos durante las primeras semanas será necesario ser tajante al respecto. La variación máxima oscilará de media a una hora.

1. Permítanos repetirle lo de siempre: no lea simplemente, intente hacer lo que le recomendamos en estas páginas, de lo contrario de nada le servirá este libro.

Numerosos estudios han demostrado que el cerebro está más preparado —más dispuesto— para conciliar el sueño entre las doce de la noche y la una de la madrugada, por lo que es fundamental que siga una serie de pautas horarias:

- No se acueste nunca antes de las once de la noche, pero tampoco más tarde de la una.
- Independientemente de la hora que se haya acostado, levántese a la misma hora cada mañana. Recuerde, el objetivo es que su cuerpo se adapte a un determinado ritmo de vigilia-sueño.
- No duerma la siesta hasta que haya solucionado su problema de insomnio. Quienes no sufran de alteraciones del sueño pueden permitírsela, siempre que lo hagan entre las dos y las cuatro de la tarde y dure, como mucho, entre diez y veinte minutos. Es un tiempo más que suficiente para beneficiarse de su efecto reparador y no entrar en sueño profundo.[2]

—Es recomendable establecer *rutinas diarias* para todas las actividades: trabajo, comidas, ejercicio, ocio, relajación y sueño, y ajustarse lo más estrechamente posible a ellas. Cuando haya superado su problema, podrá ser algo más flexible, pero no olvide que la rutina y el orden son claves para el buen descanso. Eso sí, no llegue hasta el extremo de agobiarse para cumplir ese «orden». Su meta es reducir su ansiedad, no aumentarla.

2. En el capítulo 8, dedicado a «El sueño, ese desconocido», explicamos detalladamente cómo se desarrolla esta actividad.

—Un *ejercicio suave* durante el día, preferentemente al mediodía o a media tarde, ayuda a la relajación necesaria antes del sueño. Andar, nadar tranquilamente, pasear en bicicleta son ejemplos de actividades que liberan tensiones, relajan y permiten desconectar, aunque sólo sea momentáneamente, de todo aquello que suele preocuparle durante el día. Atención, puede que a usted le gusten deportes algo más activos: aeróbic, fútbol-sala, tenis... Siempre que no le produzcan mayor tensión, adelante. Su criterio a la hora de decidirse por una u otra actividad debe basarse en la pregunta: ¿me relaja o me pone más nervioso? Su respuesta le indicará lo que más le conviene.

—*Reduzca o suprima la cafeína.* No sólo atrasa la llegada del sueño, aunque usted no lo recuerde, el exceso de cafeína provoca numerosos despertares nocturnos e impide que duerma bien. Por ello, *evite tomar café, té, cacao* —incluida la tableta de *chocolate*—, colas o cualquier sustancia estimulante del sistema nervioso central de cuatro a siete horas antes de acostarse.

Esto no significa que previamente pueda abusar de ellas. ¿Cuál es el límite? Depende de cada persona. Si usted no padeciera insomnio podría permitirse el lujo de tomar hasta tres cafés (tés, colas..) diarios, eso sí, a ser posible nunca pasadas las cuatro de la tarde. Pero si tiene problemas para dormir, lo mejor es que no tome nada. Pero, ¡ojo!, si, por ejemplo, usted es un gran consumidor de colas no deje de tomarlas de una manera drástica. Para evitar el síndrome de abstinencia debe ir disminuyendo la dosis poco a poco.

¡Y nadie le prohíbe que tome una cola sin cafeína o un expreso descafeinado! Una última advertencia al respecto: si duerme mal y al despertarse toma uno o más cafés para despejarse, lo único que logrará es ir «como una moto» todo el día, lo que a la hora de meterse en cama no le ayudará a conciliar el sueño.

—*Limite o evite el alcohol.* No es recomendable tomarlo durante las seis horas previas al momento de acostarse. En contra de la creencia generalizada, no ayuda a dormir. Puede que al principio facilite conciliar el sueño, gracias al estado de sopor en el que sumerge a quien lo ingiere, pero al cabo de tres o cuatro horas, provoca el efecto contrario: al suprimir las fases profundas del sueño, desvela a «su víctima».

—*Fume menos; mejor aun, déjelo.* Si usted fuma, sepa que el tabaco es uno de sus mayores enemigos. Numerosos estudios han demostrado que a partir de los diez-quince cigarrillos diarios la mella en el sueño es considerable: no sólo porque la nicotina, igual que la cafeína, es un estimulante que dificulta el dormir, sino porque puede provocar problemas respiratorios que empeoran la calidad del sueño o causar numerosos despertares nocturnos —normalmente a causa del síndrome de abstinencia—. Haga lo posible por fumar menos y, si puede, *déjelo* (si hace falta siga un programa de deshabituación). Tras las dificultades iniciales —los primeros días el síndrome de abstinencia puede empeorar su insomnio— es probable que descubra, como ya lo han hecho miles de incrédulos antes que usted, que el tabaco era el culpable de su problema.

—*Droga, no gracias.* ¿Qué le podemos decir que no sepa ya? Es obvio que son perjudiciales para su salud y, no lo dude, interfieren en su sueño, porque estimulan el Sistema Nervioso Central.

—Las *rutinas antes de dormir* son importantes para desconectar de las actividades realizadas durante el día. Todo lo que le relaja disminuye su ansiedad, lo que, a su vez, facilita que concilie el sueño. De ahí el clásico consejo de darse un baño caliente antes de meterse en cama (para que haga su efecto, ha de estar un mínimo de quince minutos en el agua). Pero también servirá cualquier otra actividad rutinaria que efectuada antes del sueño le ayude a apaciguarse: leer un libro, escuchar un poco de música (si el rock & roll le calma, bienvenido sea) o hacer yoga, por ejemplo. Estas rutinas serán la señal para que su cerebro «sepa» que ha llegado el momento de prepararse para dormir.

—Recuerde que *algunos fármacos ocasionan insomnio,* porque muchos de sus componentes son estimulantes. Tanto el médico como el farmacéutico le pueden aconsejar sobre los que ha de utilizar y los que debe evitar. En caso de ingestión necesaria por causas médicas (anticancerígenos, teofilinas...), su especialista debería explicarle cómo contrarrestar sus efectos nocivos.

—Hay que *cenar, como mínimo, dos horas antes de acostarse* y la cena no debe ser copiosa, porque las digestiones pesadas dificultan el sueño. Hay que evitar las comidas muy grasas, los picantes, las conservas, el marisco y los alimentos que provocan gases —coliflor, judías, alimentos ricos en fibra...—, porque harán que se sienta hinchado. Mejor optar por frutas, verduras que no causen flatulencia, huevos, lácteos, pastas (tipo italianas, no las de confitería), cereales y legumbres. ¿Un menú ideal? Plato de pasta, ensalada y yogur.

—*Infusiones, mejor evitarlas.* Aunque algunas infusiones tienen fama de ayudar a dormir, no se ha demostrado su poder sedativo. Esto no significa que sean perjudiciales, pero las desaconsejamos, porque quienes ingieren líquidos tienen más posibilidades de despertarse por la necesidad de ir al lavabo.

—Tampoco es bueno «matarse» de *hambre.* Quienes suelen hacer dieta saben lo que cuesta dormirse con el estómago vacío. Lo que tal vez no sepan es que el cerebro no les permite desconectar hasta que se levantan de la cama y van a picar algo.

—*Cuidado con la televisión.* No es ni buena ni mala, sus virtudes o defectos dependen de cómo le afecte a usted. Si ver la televisión le relaja y duerme sin problemas, no tiene por qué renunciar a ella. Sin embargo, si le produce el efecto contrario, olvídese de la «caja tonta». Uno de los peligros que corre es que si un programa despierta su interés no logrará dormirse hasta que acabe porque se quedará «enganchado» a la pantalla (lo mismo que cuando lee un buen libro y se le pasan las horas). Lo dicho también es aplicable para la radio.

—No descuide las *condiciones ambientales.* Es aconsejable que la habitación donde duerma le resulte acogedora. La luz, el ruido, la temperatura, la cama e incluso su pareja condicionan su descanso. Por ello es necesario que analice las condiciones en las que duerme.

Por ejemplo, hágase las siguientes preguntas:

- ¿Le incomoda la luz que se cuela por las rendijas de la persiana? Arréglela de una vez por todas o, si su cónyuge prefiere ver de noche, cómprese un antifaz.
- ¿Le molesta el ruido de un coche al pasar o el de una conversación callejera? Póngase doble acristalamiento y si en verano pasa calor invierta en un aparato de aire acondicionado o en un ventilador.
- ¿Pasa demasiado frío? No escatime en la cuenta del gas, cómprese un pijama bien gordo y póngase calcetines. Ha de saber que la temperatura ideal para dormir debe oscilar entre los 18 y los 22 °C.
- ¿Ronca o se mueve mucho su pareja? Cómprese unos tapones para los oídos y/o duerma en camas separadas o en una muy ancha.[3]
- ¿Padece alergias? Puede que las cortinas de su cuarto, la moqueta —si tiene— o el suelo bajo su cama, incluso su edredón, no estén todo lo limpios que debieran. O tal vez le convenga airear la habitación poco antes de meterse en cama.

En definitiva, si no sabe lo que está fallando no podrá atender sus necesidades. Como habrá comprobado, cada problema tiene por lo menos una solución, lo importante es que sepa cuál es el suyo para poder solventarlo.

En cuanto a la cama debe ser ancha y confortable. ¡Y no descuide su almohada! En caso de dormir en una

3. En caso de que su pareja ronque, debería consultar con un especialista en alteraciones del sueño. Es un problema que se puede solucionar.

cama de matrimonio, sepa que las mejores son aquellas que disponen de dos colchones unidos por una o varias cremalleras. Así, cuando uno de los cónyuges se mueve, el otro no nota los efectos. Diversos estudios han demostrado que cada movimiento o sonido emitido por un miembro de la pareja es percibido por el otro. Aunque no lo recuerde al día siguiente, éste responde a dicho estímulo con un pequeño despertar que rompe su sueño, impidiéndole un buen descanso.

—*Interrumpa el estrés.* Si durante la jornada lleva un ritmo trepidante, intente romperlo mediante pequeñas pausas y hacer ejercicios de relajación o cualquier otra cosa diferente a la que estaba haciendo que le ayude a desconectar y serenarse, como pensar en asuntos particulares u hojear una revista. Estos descansos ayudan a no dejarse dominar por la situación. El objetivo de estas «interrupciones» es evitar la progresiva acumulación de tensión durante el día.

—*Vigile su postura.* ¿Cómo se coloca para dormir? ¿En la posición en que está más cómodo o va «probando» a medida que pasa el tiempo y no logra conciliar el sueño? No dé vueltas. Colóquese en la postura que le resulte más cómoda desde un principio y procure mantenerse así. Por más que se mueva no va a dormirse antes. Por el contrario, la inmovilidad ayuda a conciliar el sueño.

—*Al reloj, ni caso.* ¡Castíguelo! Este punto es primordial. Cuando se meta en cama, olvídese del reloj. Ni se le ocurra ir mirando la hora que es. Al hacerlo, lo único que consigue es ponerse más nervioso: «Ya son las tres de la madrugada y no he pegado ojo»,

«Mañana estaré muerto de cansancio», «Si no me duermo ya, apenas descansaré»... Además, el obsesionarse con el reloj puede provocar que su cerebro le juegue una mala pasada y le despierte a una hora indeseable: ¿cuánta gente se levanta espontáneamente los fines de semana a la misma hora en que lo hace los días laborables?

—*La cama es para dormir.* Si lleva un rato acostado y nota que está empezando a ponerse nervioso, levántese y salga de la habitación. Váyase al salón y coja una revista o un libro que ya haya leído mil veces. Prohibido ver televisión, escuchar la radio, ir a picar algo a la cocina... La situación ha de resultarle de lo más «aburrida». Al cabo de cinco o diez minutos —que calculará sin mirar el reloj, recuerde que no ha de hacerle caso—, vuelva a acostarse. Pero no se permita estar dando vueltas y vueltas en la cama, repita esta operación tantas veces como haga falta: su objetivo es demostrarse que hay una situación peor. Aunque dura, esta técnica ha demostrado ser muy efectiva en los casos de insomnio psicofisiológico o aprendido. Al principio, el insomne se levanta muchas veces y duerme poco, pero pasados unos días la técnica empieza a hacer su efecto y sus despertares van disminuyendo, hasta que, finalmente, logra dormirse enseguida y no levantarse en toda la noche.[4]

4. Esta técnica es una versión actualizada de la creada por el doctor Richard Bootzin. Él aconsejaba a sus pacientes que salieran de su dormitorio y permanecieran de pie sin hacer nada hasta que tuvieran sueño. La propuesta de leer un libro aburrido pretende evitar que, durante ese rato, el insomne le dé vueltas a la cabeza.

—*Aparque los problemas a la hora de dormir.* Salvo que no quiera pegar ojo, la cama no es el sitio más adecuado para pensar en sus dificultades económicas, laborales, matrimoniales o cualquier acontecimiento capaz de trastocar su equilibrio emocional. Recuerde que para conciliar el sueño hay que saber apartar los problemas de la mente. Para eso, precisamente, están las técnicas de relajación.

—*No se esfuerce en dormir.* Dejamos para el final el punto más importante. Quienes padecen insomnio suelen vivir obsesionados por su problema y, lo que es peor, se presionan a sí mismos para lograr dormir bien. No es raro que tengan pensamientos del tipo «cueste lo que cueste, hoy tengo que conseguirlo», pero cuanto más se esfuerzan, más nerviosos se ponen y menos éxito tienen. Por el contrario, cuando ven la televisión o leen les es más fácil conciliar el sueño. ¿Por qué? Porque en ese momento no están pensando en su problema. Es decir, cuanto más se obsesionan, más les cuesta dormir.

Si éste es su caso, para romper este círculo vicioso tendrá que aprender a no pensar en su insomnio cuando se meta en cama. Para ello puede utilizar alguna de las técnicas de relajación que le describimos en las siguientes páginas. Por ejemplo, intentar, como se dice popularmente, «montarse una película»: imagínese alguna historia que le haga olvidar donde está y métase en ella. Si se abandona, se dormirá enseguida.

TÉCNICAS DE RELAJACIÓN

A estas alturas ya sabe que «desconectar» es el paso previo a conciliar el sueño. Existen numerosas técnicas que le pueden ayudar a conseguirlo. Lea las que le proponemos en estas páginas —son las que suelen enseñar los especialistas en trastornos del sueño—, elija aquella que le parezca más adecuada o útil para usted y póngala en práctica. Sin embargo, al igual que no debe esforzarse en dormir tampoco debe esforzarse en relajarse. Tenga en cuenta que hay personas que se empeñan tanto en lograrlo, que lo único que consiguen es ponerse más nerviosas. Si nota que está cayendo en la trampa, pare y dése una tregua.

¿Qué frecuencia y duración deben tener los ejercicios de relajación? Depende de usted. Para empezar, ¿sería mucho pedir que dedicara de cinco a diez minutos diarios? Su meta debería ser practicar la relajación una, dos o tres veces al día, pero, si le parece demasiado, de entrada bastará con que lo haga una sola vez. Sus beneficiosos efectos le convencerán de que vale la pena relajarse más a menudo (e incluso durante más tiempo).

Al principio, deberá ejercitarse por la tarde, evitando hacerlo justo antes de dormir, porque aunque aparenten ser muy sencillas, estas técnicas necesitan de cierta práctica para ser dominadas. Puede que las primeras veces se sienta muy pesado, se excite o incluso llore. No se asuste, déjese llevar, pero sin abandonar la relajación. A medida que practique irá mejorando. Sabrá que lo hace bien cuando al utilizarlas note que está a punto de dormirse o tenga sensaciones extrañas, como la de estar flotando o un cierto hormigueo en la cabeza o el estómago.

Relajación progresiva. Esta técnica consiste en tensar al máximo cada músculo del cuerpo para destensarlo después y así percibir la diferencia entre estar agarrotado y estar relajado.[5] Puede dedicarle más o menos tiempo, según le parezca. Si está en casa, hágalo tumbado sobre una alfombra; si está en la oficina puede hacerlo sentado o de pie.

- Cierre los ojos y efectúe varias respiraciones lentas y profundas, concentrándose en lo que está haciendo para desconectar del exterior.
- Ahora centre toda su atención en los dedos de sus pies y ténselos a medida que inspira lenta y profundamente. Aguante la respiración (y la tensión) unos diez segundos. Al principio, puede ser menos tiempo.
- Espire lentamente y «libere» los dedos de sus pies al mismo tiempo que imagina que su cuerpo expulsa toda la tensión acumulada.
- Tome conciencia de lo bien que se siente al relajar su musculatura.
- Ahora concéntrese en sus pies y repita el mismo proceso; después siga subiendo por todo su cuerpo: piernas, nalgas, abdomen, espalda, hombros, brazos, manos, cuello, rostro, cabeza. A medida que vaya destensando cada zona, saboree la sensación de libertad que le produce relajarse.

5. En la página 63 describimos una versión simplificada de este método creado por el fisiólogo y médico Edmund Jacobsen y que se utiliza con gran éxito en todo el mundo.

Cuando haya dominado esta técnica, no hará falta que tense su musculatura para lograr relajarla, bastará que piense en cada parte de su cuerpo y se la imagine destensada para lograr el mismo efecto.

Respiración abdominal. Controlar la respiración durante unos minutos es una forma muy efectiva de relajarse. Este ejercicio sirve tanto para afrontar un momento de estrés como para calmarse antes de acostarse.

- Estírese en el suelo o en la cama, doble las rodillas y separe los pies unos 20 centímetros.
- Aspire lenta y profundamente por la nariz y, centrando su atención en su respiración, haga que el aire llegue hasta su abdomen. Cuando esté repleto, el tórax se irá llenando de forma natural a medida que continúe inhalando aire.
- Saque el aire por la boca haciendo un ruido suave y relajante como el que produce el viento cuando sopla levemente.
- Haga respiraciones lentas, largas y profundas que eleven y hagan descender el abdomen. Fíjese en el sonido y las sensaciones que le produce la respiración a medida que va relajándose más y más. Intente no pensar en otra cosa que no sea su respiración. Al principio le costará lograrlo, pero a medida que practique lo irá consiguiendo.

Visualización. Esta técnica es muy sencilla y no necesita de prácticas previas. Pero, ¡cuidado!, no la elija sólo por esta razón: no permita que la pereza decida por usted. Para escoger bien, primero hay que probar.

¿Se acuerda que en su adolescencia se imaginaba historias en las que era el protagonista? Este método se basa en recuperar esa ilusión. Cuando se meta en cama, olvídese de todo y piense en algo que le guste: imagínese dándose un chapuzón y sienta el agua, la suavidad de la toalla al secarse, la caricia del sol, o vuele por encima de un paisaje idílico y perciba el viento en el rostro, la sensación de libertad, la ingravidez... Otras posibilidades: planear unas vacaciones perfectas, el guión de una película... ¡lo que sea! Lo importante es que se «distraiga», es decir, que no piense en su insomnio ni en ningún otro problema. En cuanto consiga desconectar, se dormirá.

SEDANTES NATURALES

Si las medidas de higiene del sueño y las técnicas de relajación no son suficientes para mejorar su problema de insomnio, puede tomar un sedante natural que le ayude a sentirse más relajado durante el día y, como consecuencia, también en el momento de irse a dormir, condición indispensable para conciliar el sueño.

La manzanilla, el hinojo, el cáñamo indio, la mejorana, el espino en flor, el gordolobo, la semilla de amapola, el romero y la valeriana son algunas de las plantas naturales a las que se les supone un cierto poder tranquilizante.

Sin embargo, apenas existen estudios clínicos sobre la eficacia de la mayoría de ellas. Sólo son fiables las investigaciones realizadas con la valeriana. Esta sustancia que se extrae de la raíz seca de la planta del mismo nombre da buenos resultados como sedante natural y posibilita una mejora subjetiva en la calidad del sueño.

Aunque se vende en farmacias, no necesita prescripción médica y el propio farmacéutico puede orientarle sobre cómo utilizarla. Es recomendable su uso en dosis escalonadas durante el día. Esto le ayudará a mantener la tranquilidad para afrontar correctamente las situaciones de estrés de la jornada y, por la noche, le permitirá dormir mejor.

Se trata de un remedio temporal y habrá de ir reduciendo su uso a medida que mejore su nivel de autocontrol y aminore la ansiedad que le impide dormir. Si no lo ha hecho ya, lea el capítulo 4, «Soltar lastre», donde explicamos cómo vivir de una forma más relajada.

TRATAMIENTO FARMACOLÓGICO

Cuando las medidas de higiene del sueño, las técnicas de relajación y el uso de sedantes naturales no han resultado efectivos para solucionar un problema de insomnio, se hace evidente la necesidad de acudir a un médico especializado en este tipo de trastornos para solventar el problema.

Habitualmente, el médico propone un tratamiento en el que se incluye algún tipo de recurso farmacológico: puede que recete el uso de ansiolíticos y/o antidepresivos y/o hipnóticos. No se alarme. Estos fármacos suelen tener mala fama a causa del desconocimiento que existe en torno a ellos y sin embargo pueden ser muy beneficiosos. Si usted fuera diabético y tuviera que inyectarse insulina, ¿se sentiría culpable o pensaría que se está drogando? Pues bien, *puede que usted necesite los hipnóticos para dormir.* Tómeselo de la misma manera.

¿Qué debe saber sobre estos fármacos?

a. No son ni buenos ni malos, lo que los convierte en beneficiosos o perjudiciales es el uso que de ellos se hace.
b. Nadie debe automedicarse, porque los únicos profesionales capacitados para prescribir los fármacos son los médicos y, en su defecto, la información puede proceder de los farmacéuticos. Esto significa, entre otras cosas, que no hay que probar un fármaco por el mero hecho de que le haya ido bien a un conocido. Sus historiales no son iguales y lo que es beneficioso para esa persona puede ser perjudicial para usted.
c. En contra de la creencia generalizada, no todos los medicamentos para dormir —o para tratar cualquier otro tipo de problema— que se venden sin receta son inocuos. Es sabido que para conciliar el sueño se utilizan algunos fármacos de uso común por su efecto secundario. Por ejemplo, algunos antihistamínicos que sirven para aliviar el picor, tienen como efecto secundario la somnolencia, por lo que se venden para inducir el sueño. Estos medicamentos son más peligrosos que algunos que se expenden sólo con receta.

Aunque usted no esté capacitado para automedicarse —nunca se insistirá lo bastante en este punto—, puede que quiera saber cómo actúan los fármacos ansiolíticos, antidepresivos e hipnóticos por si se los recetan.

Ansiolíticos. Si la culpa de su insomnio es la ansiedad que padece, lo habitual es que el especialista en trastornos del sueño le prescriba un ansiolítico en vez de un hipnótico (aunque si lo cree necesario, recomendará combinarlos). Estos fármacos no sirven para dormir, sino que se toman durante el día para conseguir rebajar la ansiedad. El objetivo es que al llegar la hora de acostarse, esté relajado, condición indispensable para que su sueño aparezca con normalidad.

Antidepresivos. Se utilizan cuando la causa del insomnio es una depresión. Para tratarla se recomiendan fármacos denominados antidepresivos a los que se pueden añadir ansiolíticos, si la persona además está ansiosa, e hipnóticos si también los necesita.

Hipnóticos. En la actualidad, no cabe ninguna duda de que los mejores y más seguros inductores del sueño son las *benzodiacepinas* y las recientemente descubiertas *imidazopiridinas* y *ciclopirrolonas.*

Los efectos de estos fármacos varían según su naturaleza, pero entre sus distintas propiedades destacan las ansiolíticas, miorrelajantes (relajantes musculares), anticonvulsionantes, hipnóticas y anestésicas. Como efectos negativos se han descrito la sedación diurna, amnesia, estados confusionales, síndromes de abstinencia, depresión respiratoria y tendencia al abuso. Sin embargo, hay que tener en cuenta que todos estos efectos perjudiciales están relacionados con dosis excesivas, retiradas bruscas de la medicación, potenciación causada por la mezcla con otros fármacos o el mal uso —o, lo que es lo mismo, automedicación—, de ahí la importancia de consultar con el médico. Insistimos, él es el único profesional capacitado para seleccionar el fármaco más adecuado y decidir en qué dosis debe tomarlo el insomne.

A grandes rasgos, estos hipnóticos se pueden clasificar según dos de sus características farmacológicas: el tiempo de absorción (lo que tarda en hacer efecto) y el tiempo de efectividad (su vida media en la sangre). Se distinguen, básicamente, los de *vida media larga* y *vida media corta,* cada uno de ellos con sus indicaciones y contraindicaciones, que explicamos a continuación.

Cuando la duración de la actividad hipnótica debe limitarse al período nocturno, hay que utilizar fármacos de *vida media corta,* no superior a ocho horas, porque cualquier efecto residual sobre el grado de alerta o funciones motoras y/o intelectuales no sólo pone en situación de riesgo de accidentes a quien los utiliza, sino que puede inducir a dormir siestas durante el día que luego perjudicarían su sueño nocturno.

Esta clase de hipnóticos son útiles en aquellas situaciones puntuales en las que es difícil conciliar el sueño o conseguir un sueño profundo. Por ejemplo, a causa del estrés provocado por los exámenes, la muerte de un familiar, problemas laborales, conflictos de pareja... Para estos casos, vale la pena tenerlos siempre en casa (lo normal es que el médico no pueda atendernos el mismo día en que lo necesitamos y sólo se venden con receta) y usarlos de forma puntual (que no habitual), porque siempre es peor una noche sin dormir que utilizar unas pastillas para lograr conciliar el sueño. Si se toman de forma discontinua, por ejemplo una o dos veces por semana, no existe ningún peligro de adicción o tolerancia.

Con el uso de los hipnóticos de *vida media corta* se ha conseguido disminuir dos de los efectos secundarios más conocidos: la sensación de sopor durante el día posterior a la ingestión del fármaco y el peligro de acumulación (los efectos de cada ingesta no se suman).

Los hipnóticos de *vida media larga* se utilizan en aquellos casos en que la persona necesita un moderado grado de sedación diurna. Por ejemplo, son útiles en casos muy graves de insomnio: politraumatismos, quemaduras de tercer grado o drogadicciones.

Siempre que se tomen bajo estricto control médico, estos fármacos no tienen por qué presentar efectos negativos en quien los toma. Los conceptos de adicción o tendencia al abuso, dependencia física y tolerancia, se manejan a menudo sin saber exactamente lo que significan, lo que provoca errores y miedos a la hora de utilizarlos. Recuerde: no son malos o buenos, lo que los convierte en perjudiciales o beneficiosos es el uso que se les da. En manos de un buen médico, no tiene nada que temer.

De hecho, estos fármacos presentan poco riesgo de adicción o abuso excepto en personas alcohólicas o drogadictas, ya que los adictos suelen tener adicción a varias sustancias. En cuanto a la dependencia, lo que popularmente se conoce como estar enganchado, sólo aparece si se usan dosis muy altas durante semanas. Por último, la tolerancia, el fenómeno caracterizado por la necesidad de aumentar la dosis para obtener el mismo efecto terapéutico, se observa sobre todo con los *barbitúricos,*[6] pero apenas con estos fármacos.

6. Descubiertos hace cincuenta años, los barbitúricos fueron los primeros medicamentos inductores del sueño. Presentaban numerosos efectos secundarios y eran peligrosos, porque excederse con la dosis podía causar la muerte; es famoso el caso de la actriz Marilyn Monroe. Actualmente, han quedado relegados gracias a la aparición de las *benzodiacepinas,* descubiertas hace unos 25 años.

VI

TRASTORNOS DE RITMO HORARIO

(El jet lag *y otros problemas circadianos)*

La mayoría de los adultos nos regimos por un ritmo biológico que se repite cada 24 horas aproximadamente y que regula nuestro cuerpo marcando los patrones de vigilia-sueño, la secreción de hormonas, los cambios de temperatura corporal, etcétera. Para que nos sintamos bien es necesario que ese ciclo circadiano (*circa diem:* alrededor de un día) funcione como un reloj.[1]

Sin embargo, a veces existen circunstancias, voluntarias o involuntarias, que impiden el correcto funcionamiento de este ritmo, produciéndose entonces

1. En realidad, nuestro ritmo biológico dura casi 25 horas, pero nos vamos ajustando diariamente.

los insomnios por causas circadianas, que se caracterizan por una discordancia entre el patrón de sueño y la normativa o uso social. En la mayoría de los casos el afectado no puede dormir cuando desearía hacerlo, por lo que se producen episodios de sueño y de vigilia a horas inadecuadas o indeseadas. Los trastornos de ritmo vigilia-sueño son:

SÍNDROME DE CAMBIO DE HUSO HORARIO O *JET LAG*

El *jet lag* consiste en la dificultad para iniciar o mantener el sueño, somnolencia excesiva o disminución del grado de alerta y de rendimiento diurno, acompañado de síntomas somáticos generalmente relacionados con la función digestiva: diarreas, estreñimiento, espasmos intestinales, etc. Aparecen normalmente al viajar en avión atravesando rápidamente diversas zonas con husos horarios diferentes.

SÍNTOMAS DEL *JET LAG*

Propios del *jet lag*	**Propios de los viajes en avión**
Dificultad para iniciar o mantener el sueño	Sequedad de boca
Somnolencia excesiva diurna	Prurito ocular
Descenso de la alerta diurna	Irritación nasal
Síntomas somáticos gastrointestinales (diarreas, estreñimiento)	Cefaleas
	Rampas
	Mareos intermitentes
	Ansiedad

Estos síntomas se han de diferenciar de aquellos otros provocados por las propias condiciones de viajar en avión y que suelen tener su origen en la altitud de vuelo: sequedad de boca, irritación nasal, rampas, dolores de cabeza, ansiedad, mareos intermitentes y distensión abdominal (gases).

Existen diversos factores que influyen en la intensidad del *jet lag*:

- El número de husos horarios atravesados: a mayor cantidad, más molestias y complicaciones padeceremos.

HUSOS HORARIOS

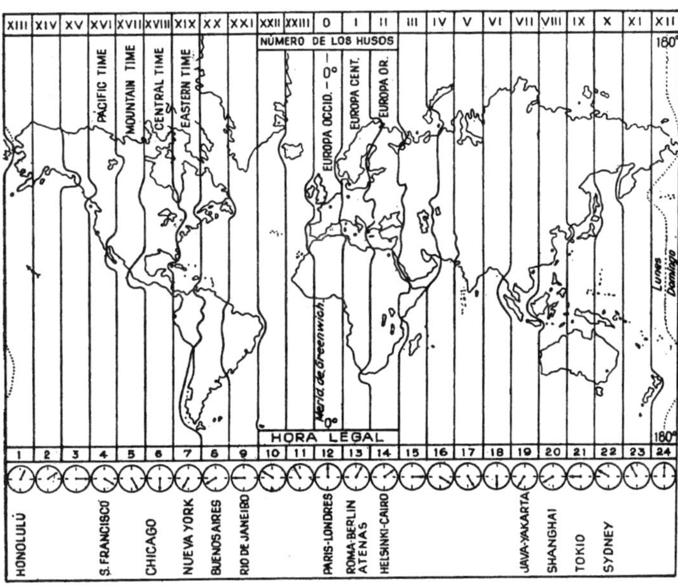

- La dirección en que viajamos: es peor viajar hacia el este (Asia y Oceanía) que hacia el oeste (América), ya que nuestro ritmo circadiano debe hacerse más corto. Es decir, es más fácil adaptarse a los nuevos hábitos cuando el día es más largo que cuando se acorta.
- El horario de salida y de llegada.
- La edad: los jóvenes se adaptan con más rapidez que los adultos a los cambios. Los ancianos y los niños menores de cinco años son quienes más acusan el *jet lag.*
- La susceptibilidad personal: hay personas que toleran mejor los cambios del reloj biológico.

Para entender mejor cómo se produce esta alteración y cómo ponerle remedio, utilizaremos dos ejemplos:

Cuando viaja hacia el oeste —pongamos por caso de Barcelona a Nueva York— añade aproximadamente seis horas a su día. Es decir, cuando sale de la ciudad condal a las doce del mediodía y llega a Nueva York a las seis de la tarde, hora local, en Barcelona son las doce de la noche, lo que significa que, normalmente, usted ya estaría metido en cama. Esto implica que, al no haberse acostado todavía, esté viviendo un día más largo. Evidentemente su sueño se verá afectado y cuando, finalmente, se vaya a dormir, se despertará al cabo de un rato, alrededor de las dos de la mañana neoyorquinas, porquu para usted, que aún lleva hora española, serán las ocho de la mañana.

Todo esto se complica cuando viaja de oeste a este. Supongamos que ha pasado una semana y ya se ha adaptado al horario neoyorquino, pero ha de regresar a Barcelona. Coge un avión que despega a las siete de la tarde del aeropuerto Kennedy, o sea a la una de la madrugada española, y mientras vuela le dan las 10.00 de la noche en Nueva York —las 4.00 de la madrugada en España— y se queda dormido. Debido a las condiciones ambientales duerme mal durante unas cinco horas. Al despertarse son las 9.00 de la mañana en Barcelona (las 3.00 de la madrugada neoyorquinas). Si al poco de aterrizar, ya se pone a trabajar de forma rutinaria —aunque un poco somnoliento—, al anochecer tendrá mucho sueño, porque durante el vuelo no descansó bien. Sin embargo, le costará conciliarlo porque su cuerpo aún llevará horario de Nueva York y a las nueve de la noche en Barcelona, serán las tres de la tarde allí.

¿Qué se puede hacer?

Cuando viaje de Barcelona a Nueva York, es decir, de este a oeste, ha de vivir el día sin mayores consecuencias. Pero al llegar la noche (hora local), no se deje engañar por la sensación de excesivo sueño y, antes de meterse en cama ayúdese con algún hipnótico de vida media corta (ver página 85). Esto le permitirá dormir ininterrumpidamente, ya que sus efectos duran de seis a siete horas e impedirán que se despierte a las 2.00 de la madrugada (8.00 de la mañana en España). Puede recurrir a estos medicamentos los dos o tres primeros días, hasta que su cuerpo se haya adaptado al nuevo horario local.

Cuando el trayecto sea de oeste a este, en el momento de subirse al avión, sintonice inmediatamente su reloj con la hora del lugar al que se dirige. Por ejemplo, siguiendo el ejemplo descrito, nada más despegar de Nueva York haga que su reloj marque la una —de la madrugada— en lugar de las siete —de la tarde— locales. Olvídese de la cena —deberá haber merendado algo antes de subir al avión—, de la película y ociosidades varias que le propongan durante el trayecto, colóquese el antifaz y los tapones para los oídos que habrá comprado para el vuelo —no se fíe de que den en el avión— y tómese uno o dos comprimidos de hipnóticos de vida media corta que le obliguen a dormir. Debe tomarlos porque a las siete de la tarde su cuerpo no tendrá ningunas ganas de caer en brazos de Morfeo, pero es necesario que lo fuerce a hacerlo para adaptarse más rápidamente al horario de Barcelona. Una vez en su destino, deberá seguir tomando la misma dosis de medicación durante tres o cuatro días; luego, dos días más con la mitad de la dosis propuesta; y, después, suprimir el hipnótico.

¡Atención! No debe usted automedicarse, sino consultar con el médico para que le prescriba la receta. Una última advertencia: normalmente, los problemas de vigilia-sueño desaparecen a los 2 o 3 días de la llegada si se ha trasladado de este a oeste y hasta una semana después si lo ha hecho en sentido contrario. Sin embargo, las alteraciones fisiológicas, tales como los trastornos gastrointestinales, pueden persistir hasta ocho días. En caso de que se prolonguen es recomendable consultar con el médico.

ALTERACIONES DE SUEÑO POR CAMBIOS EN EL TURNO LABORAL

Las personas que se ven obligadas a trabajar de noche y dormir de día van en contra de sus propios ritmos, es decir, van desfasados con respecto a sus ritmos internos de vigilia-sueño, temperatura, secreción de hormonas, etcétera. ¡Y ya no hablemos de las personas que trabajan los lunes, miércoles y viernes de una semana y los martes, jueves y sábado de la siguiente!

Este ritmo laboral, lógicamente, provoca alteraciones, apareciendo síntomas de insomnio, incapacidad para mantener la duración total del sueño (éste es el problema más común) o somnolencia excesiva. Normalmente, la reducción del sueño oscila entre una y cuatro horas, afectando principalmente a la segunda mitad que se desarrolla a partir de las cuatro de la madrugada. Los afectados suelen dormir la siesta para intentar contrarrestar su falta de sueño nocturno y durante los fines de semana y las vacaciones acostumbran a retomar el horario normal.

Quienes padecen este problema perciben el sueño como insuficiente y no reparador, y cuando el turno de trabajo es nocturno el signo más frecuente es la excesiva somnolencia durante el día. Otra característica asociada a este trastorno es la reducción sustancial de la alerta durante la vigilia, lo que puede afectar a su seguridad tanto en el trabajo como fuera de él. Un reciente estudio demostró que es en el turno de noche cuando se producen más accidentes laborales, seguido del turno de tarde. Sólo por citar dos ejemplos, el accidente nuclear de Chernobil y el químico de Bhopal sucedieron de noche.

¿Qué se puede hacer?

Es evidente que hay profesiones que necesitan «funcionar» durante las 24 horas del día. Por lo tanto, como no se pueden suprimir los horarios laborales *contra natura,* la única solución es intentar buscar la manera que afecte en menor medida a quienes han de realizarlos. Sin duda, el mejor remedio consiste en alargar estos turnos para permitir que el cuerpo se acostumbre a ellos. Es decir, es preferible que una persona trabaje seis meses en horario nocturno y otros seis meses en diurno a que lo haga una semana de noche y otra de día.

Cuando los cambios de horario laboral son constantes —por ejemplo, las enfermeras que trabajan días alternos o los turnos que cambian semanalmente— el tratamiento es especialmente difícil y suele ser necesario el uso de recursos farmacológicos. En estos casos, si la sintomatología diurna es pronunciada, está más que justificada la petición de cambio de turno.

SÍNDROME DE FASE DE SUEÑO RETRASADA

Es una alteración típica de los adolescentes, quienes tienen un ritmo circadiano de unas 26 horas, por lo que les es muy fácil alargar su período de vigilia. Esto significa que les cuesta conciliar el sueño a las horas socialmente aceptadas como normales: suelen necesitar acostarse de madrugada y se despiertan ocho horas más tarde, porque una vez conciliado el sueño, duermen sin problemas. Al tener ocho horas de sueño nocturno y 18 de vigilia —en vez de las 16 de los adultos— van retrasando cada vez más su hora de acostarse y, por esa misma razón, levantándose cada vez más tarde.

Lo único que «rompe» este ritmo y obliga a que de alguna manera se ajusten un poco a los horarios convencionales es la obligación de asistir a clases y la presión de los padres. De hecho, este síndrome acostumbra a causar problemas de tipo familiar, porque al dormirse y despertarse tarde, los progenitores suelen acusar a estos jóvenes de pensar sólo en divertirse, además de tildarles de pasotas y gandules. Y lo cierto es que eso no se corresponde a la realidad, lo que ocurre es que salen, ven la tele e incluso leen hasta la madrugada, porque no pueden acostarse antes.

¿Qué se puede hacer?

Se trata de una patología importante que precisa de la intervención de un médico especializado en trastornos de sueño. Existen diferentes tratamientos —no farmacológicos— para volver a reorganizar el patrón vigilia-sueño de los adolescentes. Por ejemplo, cambiar sus horarios y aumentar sus centros de interés mediante el uso de una serie de sofisticadas técnicas, tales como la cronoterapia.

SÍNDROME DE FASE DE SUEÑO AVANZADA

Esta alteración se caracteriza por la necesidad de irse a dormir mucho más temprano de lo socialmente establecido, con síntomas de excesiva somnolencia durante la tarde y un despertar temprano —de madrugada— no deseado. Es más frecuente en las personas mayores.

¿Qué se puede hacer?

En este momento no existe un tratamiento específico para este tipo de alteración, aunque se están probando algunos medicamentos parecidos a la melatonina, una hormona que segrega el cerebro y cuya función es sincronizar el ritmo biológico y, sobre todo, el ciclo vigilia-sueño. También se emplea la fototerapia, es decir, la aplicación de luz intensa a últimas horas de la tarde para intentar retrasar la llegada del sueño.

PATRÓN IRREGULAR DEL CICLO VIGILIA-SUEÑO

Consiste en la desorganización y comportamiento irregular del ciclo vigilia-sueño. Normalmente, el número total de horas dormidas es el adecuado (de seis a siete horas diarias), pero no su distribución que es totalmente anárquica. Es decir, el sueño suele aparecer en tres o cuatro bloques de dos o tres horas de duración a lo largo de un período de 24 horas, con muchas diferencias si se comparan varios días seguidos. De ahí que las personas que padecen este trastorno se quejen de la dificultad para iniciar o mantener el sueño durante la noche y la necesidad de hacer frecuentes siestas durante el día.

¿Qué se puede hacer?

Esta alteración es poco frecuente en pacientes sanos, pero se observa muy a menudo en personas con retraso mental congénito, disfunción degenerativa cerebral y demencias. Suele ser crónico y no se conoce un tratamiento efectivo. Los hipnóticos son de escasa utilidad.

AUSENCIA DE CICLO VIGILIA-SUEÑO

Consiste en un patrón de retraso diario de una o dos horas en el ciclo vigilia-sueño, es decir, quienes lo sufren tienen días de 25-26 horas, con lo cual tienden a retrasar su sueño en una hora cada día y levantarse una o dos horas más tarde. Esto provoca que cada tres o cuatro semanas coincidan con el período nocturno de sueño convencional. Cuando esto es así, no se quejan de insomnio o excesiva somnolencia, pero a medida que avanza su «ciclo» entran en conflicto con el mundo social y sus rutinas y surgen los problemas.

Se trata de una alteración crónica que suele afectar a invidentes, porque no perciben la luz, y personas aisladas en cuevas o laboratorios con ausencia de información sobre el día y la hora.

¿Qué se puede hacer?

Actualmente se está investigando el uso de algunos medicamentos para tratar este trastorno. Entre ellos, análogos de la melatonina. El objetivo es que estos fármacos suplan la luz, un sincronizador externo del ritmo biológico, y regulen internamente el ciclo vigilia-sueño.

VII

EL PESO DE LOS AÑOS

(Cómo es el sueño de los mayores)

Superados los sesenta, la mayoría de los adultos comparten una preocupación: «Apenas logro dormir». De hecho, las alteraciones del sueño son la causa de la mayoría de las quejas emitidas cuando van a visitar a su médico de cabecera. «Son cosas de la edad», suele ser la respuesta. Sin embargo, aunque es cierto que existe una «fisiología nocturna» propia de los más mayores, ésta es poco conocida o se interpreta mal, lo que puede dar lugar a diagnósticos erróneos o tratamientos innecesarios.

De ahí que lo primero sea conocer las características más relevantes del ciclo vigilia-sueño de las personas mayores:

1. Disminución del tiempo total de sueño nocturno. Suelen dormir un promedio de 6 horas nocturnas y 1-2 horas diurnas. Parece ser que a medida que cumplimos años se reduce nuestra capacidad para mantener el sueño, siendo más difícil e infrecuente hacerlo sin interrupciones. De ahí que también disminuya la capacidad para mantener la vigilia y cueste más permanecer despiertos, lo que explica la presencia de una mayor somnolencia y fatiga diurnas.
2. Aumento espectacular de la cantidad y duración de los despertares nocturnos. ¿Qué significa esto? Cada noche todos experimentamos una serie de despertares nocturnos que interrumpen el sueño, durante los cuales reconocemos si la situación ambiental es la misma que cuando nos fuimos a dormir, nos tapamos si hace falta y, normalmente, cambiamos de posición. Estas «interrupciones» no son recordadas al día siguiente salvo que se hayan prolongado por algún motivo. En la niñez y la edad adulta los despertares nocturnos no superan los 30 segundos, pero a mayor edad, además de ser más numerosos, tienen una mayor duración (normalmente, entre dos y cinco minutos). Entre los más mayores el número de despertares varía entre ocho y cuarenta por noche, lo que representa una o dos horas de vigilia nocturna. Por tanto, se puede afirmar que en el envejecimiento se pierde la capacidad de mantener el sueño de forma continua.

EFICACIA DEL SUEÑO

(Relación entre el tiempo dormido y el tiempo pasado en la cama)

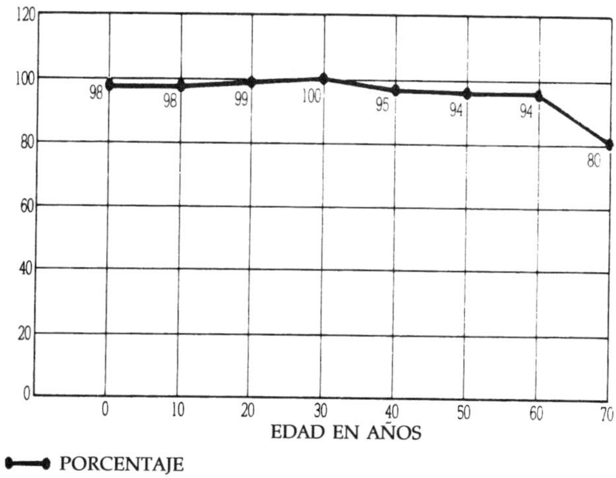

La «eficacia del sueño» es el concepto resultante de dividir el tiempo que una persona pasa en la cama por el total de horas que está dormida. Es evidente que a medida que aumenta la edad disminuye el tiempo dormido y permanece estable o aumenta el tiempo pasado en la cama, por lo que la «eficacia del sueño» es cada vez menor. A partir de los cuarenta años empieza a decrecer y existe una fuerte caída alrededor de los setenta. En la mujer este descenso aparece alrededor de los cincuenta. La eficiencia del sueño pasa del 95 por ciento como media en los sujetos jóvenes al 70 por ciento después de los setenta años.

3. A la reducción de horas de sueño nocturno se une que éste es menos profundo, por lo que el descanso también es menor. De ahí que se dé una mayor somnolencia y fatiga diurnas. En 1989 se realizó un estudio sobre la somnolencia excesiva diurna de cuatrocientos adultos mayores en San Diego (California). El 45 por ciento afirmó dormirse al menos una vez por semana mientras veía la televisión, un 35 por ciento mientras leía, y un 3 por ciento mientras hablaba con sus amigos. Además, un 5 por ciento reconoció haber tenido al menos un accidente de coche a causa de la somnolencia excesiva.

En definitiva, la creencia generalizada de que las personas mayores deben dormir menos es totalmente errónea. Lo que sí es cierto es que si usted tiene ya cierta edad puede que su sueño sea más fraccionado y que su necesidad de horas de descanso nocturno haya disminuido (y lo haga aún más a medida que cumpla años). Si lo mira desde esta perspectiva se dará cuenta de que no padece insomnio, sino que las características fisiológicas de su sueño han variado su «realidad nocturna».

Sin embargo, eso no es excusa para que muchas de las alteraciones que se observan en el sueño de los mayores sean consideradas «normales» y «propias» del envejecimiento: ¡no lo son! Recientes investigaciones clínicas han demostrado que la mayoría de ellas son patológicas, responden a una causa concreta y pueden ser tratadas una vez diagnosticadas correctamente.

¿Cómo se puede saber con certeza si existe o no

insomnio? Como siempre, sólo podemos guiarnos por los signos externos que aparecen al día siguiente:

- ¿Está usted irritable y de mal humor?
- ¿Le cuesta concentrarse?
- ¿Tiene pérdidas de memoria?
- ¿Siente sopor o sensación de sueño ante situaciones determinadas como ver la televisión, leer un libro o conducir largas distancias?

Todos estos síntomas son un signo inequívoco de que padece un problema de insomnio transitorio o crónico. De hecho, la clasificación que hicimos a partir del capítulo 1, «¿Cómo duerme usted?», también será válida en su caso. Por ello, si no lo ha leído ya, deberá hacerlo: averiguar la causa o causas de su problema es absolutamente indispensable para seguir el tratamiento adecuado y conseguir solucionarlo.

PRINCIPALES CAUSAS DE INSOMNIO EN LA GENTE MAYOR

Higiene inadecuada del sueño
Alteración del sueño por causa ambiental
Alteración del sueño por los hipnóticos
Alteración del sueño por alcohol
Síndrome de apnea del sueño
Movimientos periódicos de las piernas
Trastornos depresivos
Trastornos ansiosos
Enfermedad pulmonar obstructiva crónica
Trastornos cerebrales degenerativos
Enfermedad de Parkinson
Demencias

De todos modos, hemos de subrayar que existen una serie de rutinas y hábitos muy propios de la gente mayor que pueden favorecer la dificultad para iniciar el sueño. El consumo excesivo de cafeína, en forma de café, té o colas para resistir durante el día, el abuso del alcohol sobre todo durante la tarde y la noche, y el uso habitual de algunos fármacos, pueden ser la causa del insomnio crónico.

También los trastornos psicológicos (depresión, ansiedad...), enfermedades crónicas como la artrosis y anomalías neurológicas y respiratorias como el síndrome de apnea del sueño pueden originar problemas de sueño. Este último es un trastorno bastante habitual a partir de los sesenta años. Consiste en la presencia de numerosos ronquidos intensos seguidos de una parada respiratoria mientras el afectado duerme, de manera que no descansa lo suficiente y por ello padece somnolencia diurna. Si sospecha que es su caso, acuda a un especialista ya que el síndrome de apnea del sueño puede llegar a ser peligroso y, sin embargo, es un trastorno de fácil solución.

FACTORES QUE PUEDEN INFLUIR EN EL SUEÑO

Pérdida de afecto

Jubilación

Aumento del tiempo pasado en la cama

Escaso interés por las cosas que les rodean

Falta de ejercicio

Aumento del consumo de fármacos

Otra de las causas más frecuentes de insomnio crónico entre la gente mayor es el mioclonus nocturno o movimientos periódicos de las piernas, una alteración consistente en bruscas sacudidas de las extremidades inferiores, que duran de uno a cinco segundos y aparecen cada veinte o cuarenta segundos en forma de brotes durante toda la noche. Esto suele provocar un despertar parcial que impide el descanso.

¿Cómo puede averiguar si padece esta alteración? La forma más sencilla es pedirle a su pareja que describa lo que le sucede mientras duerme. En caso de vivir solo, le servirá saber que quienes la sufren suelen sentirse cansados durante el día y describen su sueño como superficial y fraccionado, con dificultades para mantenerlo. Otra pista: antes de dormir, la persona suele notarse las piernas cargadas e incómodas, lo que le obliga a cambiar continuamente de postura.

Si cree que éste es su caso, deberá acudir a un especialista en trastornos del sueño, porque el diagnóstico se realiza mediante una polisomnografía. Es una prueba consistente en la observación y exploración del sueño de una persona mediante el registro nocturno de una serie de variables biológicas, tales como movimientos oculares, actividad motora, respiración, etc. Para hacerla, el paciente ha de pasar la noche en una clínica o en una unidad especializada en el estudio del sueño. En caso de serle diagnosticada esta alteración, el tratamiento es farmacológico y su éxito depende de la intensidad del trastorno.

VIII

EL SUEÑO, ESE DESCONOCIDO

Sabemos que dormir es una actividad absolutamente necesaria para el ser humano; basta decir que la ausencia total de esta actividad causa la muerte más rápidamente que el ayuno. También sabemos que mientras dormimos en nuestra mente y cuerpo se desarrolla una intensa actividad. Sin embargo, los científicos aún no hemos sido capaces de explicar por qué necesitamos pasar un tercio de nuestra vida durmiendo. De hecho, queda un largo camino por recorrer.

Lo que actualmente se conoce mejor es el desarrollo de nuestro sueño, una actividad que pasa por diferentes fases a lo largo de la noche, incluidas algunas en que nos despertamos, aunque no lo recordemos al día siguiente.

Para comprender mejor el proceso del sueño, vamos a imaginar que usted desciende por una escalera.

Cuando cierra los ojos con intención de quedarse dormido inicia el descenso. El primer peldaño, la llamada fase 1 del sueño, es aquel que se alcanza cuando usted se queda dormido. Entonces, su cuerpo inicia una distensión muscular, su respiración se hace uniforme y su actividad cerebral se vuelve más lenta que durante la vigilia.

Pasados entre treinta segundos y unos minutos en este estado, que se caracteriza por un sueño ligero, baja otro peldaño y entra en la segunda fase. En ella, sus ondas cerebrales son más lentas y duerme de una forma menos superficial. Tras una hora aproximadamente, desciende un peldaño más y entra en un sueño más profundo, en la llamada fase 3/4 o de sueño lento, donde las ondas cerebrales son ya muy lentas y se precisan fuertes estímulos acústicos o táctiles para lograr despertarle.

Todo este proceso suele durar entre 70 y 90 minutos, tras los cuales vuelve a ascender hacia una fase 2 para entrar en una nueva situación fisiológica que recibe el nombre de fase REM, porque se caracteriza por los movimientos oculares rápidos, que en inglés reciben el nombre de *Rapid Eye Movement.*[1] En esta fase se produce la actividad onírica.

El conjunto de estas cuatro fases (1, 2, 3/4 y REM) se denomina ciclo, suele tener una duración total de 90 a 120 minutos y se repite cuatro o cinco veces a lo largo de la noche. Durante los primeros ciclos pasamos más tiempo en sueño profundo mientras que en

1. En contraposición, las fases 1, 2, 3 y 4 reciben el nombre de fase no-REM o, simplificando, NREM.

CICLOS DEL SUEÑO

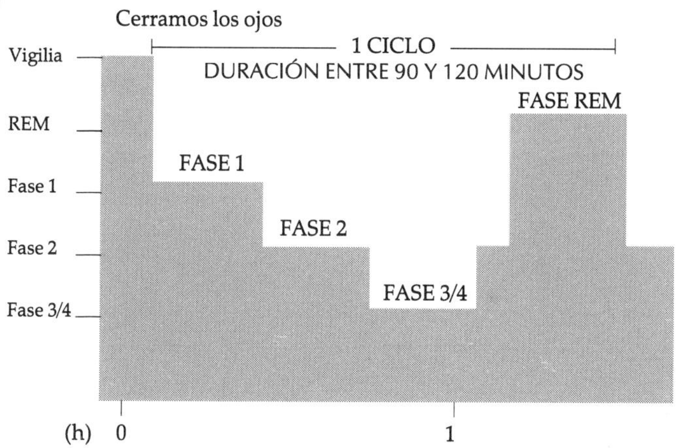

la segunda mitad de la noche predominan las fases REM y 2. Esto significa, por ejemplo, que a medida que avanza la noche soñamos más, porque la primera fase REM sólo dura unos cinco minutos y la última puede llegar a durar de 30 a 60, aunque luego no logremos recordar sueños tan largos.[2]

FASES DEL SUEÑO

FASE 1	OCUPA ENTRE EL 2 Y EL 5 % DEL TOTAL DEL SUEÑO
FASE 2	OCUPA ENTRE EL 45 Y EL 50 % DEL TOTAL DEL SUEÑO
FASE 3/4	OCUPA ENTRE EL 18 Y EL 25 % DEL TOTAL DEL SUEÑO
FASE REM	OCUPA ENTRE EL 20 Y EL 25 % DEL TOTAL DEL SUEÑO

2. Todas las personas tenemos varios sueños durante la noche, pero para poder recordarlos es necesario despertarse mientras se están produciendo.

También durante la noche nos despertamos entre 6 y 8 ocasiones, aunque no lo recordemos al día siguiente. Durante ese corto período de tiempo comprobamos que todo sigue igual que cuando nos quedamos dormidos, nos tapamos si nos hemos destapado y cambiamos de postura si lo necesitamos. Estos despertares nocturnos son de muy corta duración en el niño y en el adulto (no superan los 30 segundos) y algo más largos (de 2 a 5 minutos) y frecuentes a partir de los 55-60 años.

En cuanto a la cantidad de horas de sueño necesarias para lograr un buen descanso, éstas varían según la persona (ver página 113), ya que en ella influyen una infinidad de factores que van desde la edad hasta los condicionantes genéticos.

PROGRESIÓN DE LAS FASES DEL SUEÑO

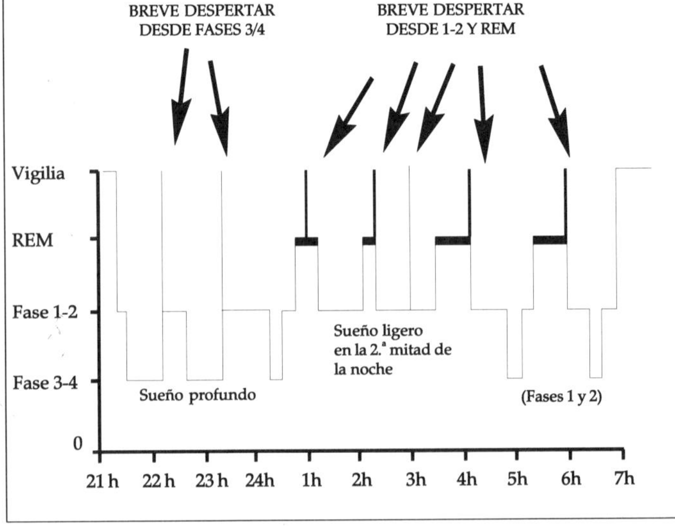

IX

PREGUNTAS Y RESPUESTAS

¿Cuántas horas debo dormir?

Esto depende de cómo se sienta usted al día siguiente. Dormimos para estar despiertos, es decir, durante el sueño nuestro cerebro prepara lo que será nuestra vigilia. De ahí que la mejor manera de saber si usted duerme lo suficiente —es decir, lo que su cuerpo y su mente necesitan— consiste en observar cómo se siente al día siguiente.

Por ejemplo, si usted duerme siete horas, pero a la mañana siguiente se nota cansado, irritable y somnoliento, estos síntomas le indican que ha dormido poco. En cambio, si sólo duerme seis horas, pero cuando se levanta se nota muy despejado, alerta y, sobre todo, en ningún momento del día —sobre todo en esos ratos en que no ha de estar atento a lo que hace— le viene la somnolencia, entonces es que su descanso ha sido suficiente.

Por lo tanto, para comprobar si duerme o no lo suficiente basta con fijarse en qué le sucede en situaciones que no necesitan de excesiva atención. Si le viene «un bajón» o le entra sueño, es que ha dormido poco la noche anterior. Sólo se permite una presencia ligera de somnolencia entre las dos y las cuatro de la tarde, período de tiempo que coincide con el de la siesta, momento en que el cerebro tiene cierta necesidad de dormir.

Aclarado este punto, sepa que el 90 por ciento de la población adulta necesita dormir entre siete y ocho horas. El 10 por ciento restante se reparte a partes iguales entre los poco dormidores, es decir, personas a las que les basta con descansar entre cinco y seis horas para tener al día siguiente una vigilia extraordinariamente buena, y los largos dormidores, que necesitan hacerlo entre nueve y diez horas, porque si no tienen claros síntomas de no haber descansado bien. ¡Ojo! El que usted duerma nueve o diez horas los domingos no implica que sea un gran dormidor y tenga la misma necesidad de sueño el resto de la semana. Lo habitual es tener bastante con siete u ocho horas y ocasionalmente alargar ese tiempo.

También debe saber que a partir de los 55-60 años se reducen paulatinamente nuestras horas de sueño nocturno y nuestra capacidad para dormirlas de forma continuada, por lo que se hace más necesaria la siesta diurna. Por ejemplo, es raro que una persona de setenta años duerma más de cuatro horas seguidas por la noche. Lo normal es que se despierte, se levante, vaya al lavabo, se acueste otra vez y al cabo de un tiempo se vuelva a dormir. Esto le puede pasar dos o tres veces por noche y el cómputo total de horas dormidas no superará las cinco o cinco horas y media. En cambio, durante el día tendrá varios momentos de somnolencia y se dormirá. Por lo que si sumamos lo que duerme a lo largo de un día veremos que más o menos siguen siendo las siete u ocho horas que duermen los adultos a partir de los veinte años.

¿El sueño se recupera?

Rotundamente no. Usted duerme para «preparar» su vigilia. Si una noche sólo descansa tres horas, de nada le servirá la siesta que haga después de comer para «recuperarse» porque ésta no podrá resarcirle de la pésima vigilia que acaba de tener. El descanso no tiene efectos retroactivos.

¿Es bueno dormir la siesta?

La siesta es muy recomendable para quienes no sufren insomnio, pero totalmente contraproducente para quienes lo padecen. Si usted duerme sin problemas por la noche, no tiene por qué renunciar a echar una cabezadita entre las dos y las cuatro de la tarde de diez o veinte minutos para evitar así entrar en sueño profundo.

¿Cuándo hay que acudir al médico?

Tras pasar tres o cuatro noches seguidas sin dormir. No deje pasar más tiempo, ya que si permite que su insomnio persista puede convertirse en crónico.

Demasiada gente deja pasar muchos días, incluso meses, antes de acudir a la consulta de un especialista. ¡Craso error! Lo único que consigue es cronificar su problema.

¿Qué especialista debo elegir?

Si el insomnio es transitorio o está en fase inicial puede consultar con su médico de cabecera, pero si es crónico, es decir, si ya ha probado distintos tratamientos y no ha conseguido una mejoría, entonces, la solución es acudir a una Unidad de Alteraciones del Sueño. Actualmente, existen en casi todas las ciudades de España, tanto en hospitales públicos como privados.

¿Qué debo hacer para preparar la visita a una Unidad de Alteraciones del Sueño?

Quienes padecen insomnio tienden a explicar lo último que les ha ocurrido, por lo que es típico que el especialista oiga quejas del tipo: «Mire doctor, hace cinco años que no duermo, pero esta noche pasada fue terrible porque...» Es decir, los insomnes suelen recordar la ultima noche porque lo pasan tan mal que viven el problema al día. Por esto es importante que, antes de acudir a la consulta, haga un pequeño esfuerzo y prepare una lista que explique sobre todo:

- Cuándo empezó el trastorno.
- Si tuvo un inicio rápido, y enseguida se convirtió en una alteración importante, o si al principio el problema aparecía en días alternos.

- En qué consistía el trastorno: en una dificultad para conciliar el sueño, en despertares nocturnos o se dormía con facilidad y se despertaba al cabo de dos o tres horas.
- Si coincidió con alguna alteración en el entorno familiar, social o laboral. Por ejemplo, un traslado de domicilio, un cambio de trabajo, su boda, un duelo, un problema sentimental... es decir, si hubo alguna circunstancia externa que pudiera influir en la aparición de este problema de sueño.
- Las distintas enfermedades que ha tenido o tiene y los medicamentos que ha tomado o toma.
- Si ha tomado todos los fármacos que le han prescrito para mejorar su sueño y/o infusiones, pastillas, sedantes naturales, incluso medicamentos sin receta que sirven para dormir.
- Si bebe (alcohol, cafés, tés, colas...), fuma o se droga y en qué proporción.

Normalmente, desde que se pide hora hasta que se acude a la consulta pasa cierto tiempo. Es aconsejable que lo aproveche para elaborar un pequeño «diario del sueño», en el que apunte a qué hora se acuesta cada día, el tiempo que tarda en dormirse, las veces que se despierta y las horas de sueño. Bastará con que lo haga la semana previa a la visita.

Estos «deberes» resultarán muy útiles para que el médico pueda hacer un buen diagnóstico.

¿A quién afecta más el insomnio?

Diversos estudios decantan la balanza del lado de las mujeres: éstas representan el 55 por ciento de la población insomne. Sin embargo, no está claro si este porcentaje es un fiel reflejo de la realidad o se debe a una mayor tendencia de las mujeres a acudir al médico cuando tienen un problema. Lo cierto es que hasta hace muy poco, a muchos hombres les daba vergüenza reconocer que padecían insomnio.

Siendo un ama de casa, ¿es normal sentir ansiedad?

Claro que sí. La ansiedad no es exclusiva de ejecutivos, estudiantes o empresarios. Todo el mundo puede padecerla y es un síntoma que, como ya hemos explicado, puede dar lugar a otros: insomnio, irritabilidad, tristeza, depresión, úlceras, dolores de cabeza, pérdidas de cabello, manchas en la piel... Es decir, la ansiedad se manifiesta de muchas formas distintas, siendo el insomnio una de ellas.

No me cuesta conciliar el sueño, pero me levanto a las cuatro o cinco de la mañana y ya no logro domir

El despertar precoz es un tipo de insomnio y puede ser el primer síntoma de una depresión. ¿Está triste o preocupado por algo? Los especialistas en trastornos del sueño saben que muchas veces sus pacientes no son conscientes de este estado de decaimiento e incluso lo achacan al hecho de no dormir bien, cuando es justamente lo contrario: duermen mal a causa de su tristeza o preocupación.

Cuando estoy deprimido, sólo tengo ganas de dormir

Uno de los síntomas típicos de la depresión es el insomnio, pero también puede aparecer somnolencia diurna. Algunos especialistas lo explican argumentando que el cuerpo se encierra en sí mismo e intenta aislarse de lo que le rodea a modo de autodefensa.

Mi pareja ronca y no me deja dormir, ¿qué hago?

El ronquido es un grave problema, no sólo porque el roncador molesta a quien comparte su cama, sino porque puede ser peligroso para él. Sin embargo, se trata de una enfermedad que actualmente tiene solución. Por ello, debe hablar con él (y decimos él porque los hombres padecen esta alteración en una proporción diez veces superior a las mujeres) y explicarle que debe acudir a un especialista en enfermedades del sueño para que trate esta patología.

Mientras tanto, olvídese del típico mal truco de despertarle cada dos por tres: además de no conseguir nada —en cuanto vuelva a relajarse roncará otra vez—, romperá su ciclo del sueño y agravará el proceso. Es más inteligente ponerse unos tapones o, mientras no se solvente el problema, dormir en otra cama o, si es necesario y se puede, en otra habitación.

A veces cuando me despierto o en mis sueños, no logro moverme. ¿Qué me pasa?

Aunque la llamada parálisis del sueño es muy angustiosa para quienes la padecen, es una situación totalmente benigna. Se produce, sobre todo en el momento de despertarse, cuando su cerebro lo hace antes que el resto de su cuerpo. En estos casos, usted es consciente de que está despierto, pero no puede abrir los ojos ni hacer ningún movimiento, por lo que, si no sabe de qué se trata, puede llegar a pensar que está muerto. No tema: esta parálisis cede espontáneamente al cabo de unos segundos o, como mucho, cinco minutos. No intente luchar contra lo que le está sucediendo. Al contrario, no se mueva e intente no agobiarse.

¿Es verdad que la melatonina ayuda a dormir?

La melatonina es una hormona que se segrega en la glándula pineal, y cuya función consiste en sincronizar el ritmo biológico, sobre todo el ciclo vigilia-sueño, además de ayudar a regular los demás ritmos del organismo, como el de la temperatura. Se segrega en ausencia de luz, es decir, cuando estamos durmiendo —más si estamos estirados— y deja de hacerlo cuando nos despertamos. Los científicos todavía están estudiando el funcionamiento de esa hormona: para qué sirve, sus efectos beneficiosos para el sueño y las dosis recomendadas. Actualmente, los laboratorios están trabajando con otros medicamentos muy similares a la melatonina que servirán para ayudar a solventar algunos trastornos del sueño, básicamente los que tienen que ver con alteraciones del ritmo horario, tales como *jet lag*, ausencia del ciclo vigilia-sueño...

¿Es cierto que la menstruación, el embarazo y la menopausia afectan al sueño?

Parece ser que las mujeres que sufren insomnio o son propensas a padecerlo tienen más dificultad para conciliar el sueño y un mayor número de despertares nocturnos en los días previos a la menstruación. No se sabe muy bien el porqué, pero se puede intuir que tiene relación con los cambios hormonales. Éstos también serían los causantes de las alteraciones del sueño durante el embarazo y la menopausia. Además, durante el primer trimestre de la gestación es común que las mujeres tengan somnolencia excesiva, debida a los cambios que están produciéndose en su interior y en los dos últimos meses, insomnio, a causa del tamaño de su barriga, que les impide dormir cómodamente.

Noto que en invierno tengo más necesidad de dormir...

Ningún estudio científico ha demostrado que se tenga más necesidad de dormir en invierno que en verano lo que sucede es que probablemente con el frío usted tenga más necesidad de recogerse y relajarse, lo que facilita la aparición del sueño. Otro factor importante es la ausencia de luz, ya que ésta actúa como un sincronizador que pone en marcha su ritmo biológico: al haber menos luz su cuerpo se ralentiza.

¿Es cierto que el sexo ayuda a dormir?

A pesar de la creencia popular, el sexo no es una medida aconsejable para combatir el insomnio. Lo que sucede es que en los hombres el orgasmo provoca una pérdida de tono muscular y esta relajación provoca la aparición de sueño. No ocurre lo mismo con las mujeres, ya que su orgasmo no conlleva esa relajación muscular.

¿Puedo creer que padezco insomnio y estar equivocado?

Sí. Puede pensar que duerme fatal, levantarse cansado y de mal humor y, sin embargo, no padecer alteración alguna. Si el especialista en trastornos del sueño descarta cualquier patología que pudiera ocasionar la misma sintomatología —por ejemplo, los movimientos periódicos de las piernas—, usted tiene lo que se conoce como sensación de sueño insuficiente y debería acudir al psicólogo.

¿En qué casos el insomnio no tiene solución?

En la actualidad, se puede decir que tiene solución en el 90-95 por ciento de los casos, siempre que se realice un diagnóstico correcto y el insomne reciba el tratamiento adecuado. Ahora bien, aunque pocas, existen excepciones. Es evidente que si la alteración tiene su origen en una enfermedad grave, como puede ser la demencia senil, tendrá difícil solución, porque la causa que la provoca no tiene curación posible.

ADVERTENCIA FINAL

Los insomnes crónicos están dispuestos a probar sustancias, técnicas y artilugios de todo tipo en su constante y desesperada búsqueda de algo que logre hacerles dormir. No haga caso de los anuncios milagrosos que ofrecen la solución mágica a sus problemas: muchas industrias se nutren de los sufrimientos ajenos. Fíese solamente de los tratamientos que le aconseje su médico.

SOBRE EL DOCTOR EDUARD ESTIVILL

El doctor Eduard Estivill es el responsable de la Unidad de Alteraciones del Sueño del Instituto Dexeus de Barcelona, España. En su consulta reciben tratamiento todas las alteraciones del sueño, como el insomnio de niños y adultos, los ronquidos con o sin apneas (paradas respiratorias durante el sueño), los sonambulismos, los terrores nocturnos, el *jet lag*, la narcolepsia, etcétera. Es decir, se atiende a personas que no duermen, que duermen demasiado, o bien que no dejan dormir. En su Unidad de Alteraciones del Sueño, de prestigio mundial, viene realizando un promedio de unas dos mil visitas al año, conjuntamente con sus colaboradores, los doctores Barraquer, Cilveti y De la Fuente. Además, todos ellos participan activamente en programas de investigación y ensayos clínicos de nuevos medicamentos, y ejercen una gran labor de difusión en los medios de comunicación sobre la patología del sueño. Este libro es un ejemplo de ello. Por último, cuentan con un servicio de información donde se asesora sobre la necesidad o no de asistir a la consulta por una alteración específica.

Dirección: Unidad de Alteraciones del Sueño.
Paseo Bonanova, 61 bajos.
08017 Barcelona, España.

Teléfonos: (93) 212 13 54 y (93) 212 14 04
FAX: (93) 212 16 54
e.mail: estivill@ctv.es